U0934943

《现场自救互救基本技能培训教程》编委会

主　　编：普丽芬　肖力屏

副 主 编：张丽霞　孙　卉　木丽华

图片提供：刘　咏　普丽芬

现场自救互救基本技能培训教程

普丽芬　肖力屏 ◎ 主编

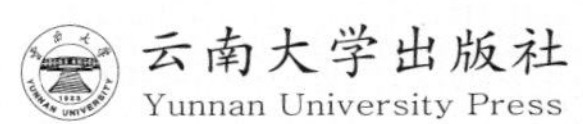

图书在版编目（CIP）数据

现场自救互救基本技能培训教程 / 普丽芬，肖力屏主编. —昆明：云南大学出版社，2014（2021重印）
ISBN 978-7-5482-1953-8

Ⅰ. ①现… Ⅱ. ①普… ②肖… Ⅲ. ①急救—教材 Ⅳ. ①R459.7

中国版本图书馆CIP数据核字（2014）第046063号

策划编辑：李俊峰
责任编辑：李俊峰
封面设计：周 旸

现场自救互救基本技能培训教程

普丽芬 肖力屏 ◎ 主编

出版发行：云南大学出版社
印　　装：天津睿和印艺科技有限公司
开　　本：889mm×1194mm 1/32
印　　张：2.375
字　　数：72千
版　　次：2014年4月第1版
印　　次：2021年6月第3次印刷
书　　号：ISBN 978-7-5482-1953-8
定　　价：40.00元

社　　址：昆明市翠湖北路2号云南大学英华园内
邮　　编：650091
电　　话：（0871）65033244 65031071
网　　址：http://www. ynup. com
E-mail：market@ynup. com

若发现本书有印装质量问题，请与印厂联系调换，联系电话：022-29432903。

前　言

当意外事故发生时，能否在现场开展自救互救，对挽救生命，减少伤残，提高抢救成功率起着极其重要的作用。为使突发意外事故中的伤病员在专业急救人员未到达前得到合理及时的救治，维持伤病员生命，防止再损伤，减轻痛苦，达到降低死亡率和伤残率，提高抢救成功率的目的，向社会公众推广普及自救互救的基本知识和技能，我们组织了云南省急救中心具有丰富院前急救工作经验和急救培训教学经验的部分专家，编撰了《现场自救互救基本技能培训教程》一书，作为现场自救互救宣传培训的教材。使更多的公众一看就懂，一学就会，能够掌握自救互救的基本技能，在危急时刻能帮助更多需要帮助的人。

由于时间仓促、我们的水平有限，《现场自救互救基本技能培训教程》可能存在诸多不足，恳请有关专家和同行给予批评指正。

李发兴

2014 年 1 月

目　　录

第一课　现场自救互救概述…… 1
一、现场自救互救概念…… 1
二、自救互救的目的与原则…… 1
（一）自救互救的目的 …… 1
（二）自救互救的原则 …… 2
三、自救互救的注意事项…… 2
四、自救互救的步骤…… 2
（一）观察环境 …… 2
（二）迅速进行基本检查 …… 3
（三）寻求帮助 …… 3
（四）初步处理 …… 3
（五）详细检查 …… 3
（六）送往医院 …… 3

第二课　徒手心肺复苏…… 4
一、定　义…… 4
二、心肺复苏的意义…… 4
三、生存链…… 4
（一）立即识别心脏停搏并启动应急反应系统 …… 5
（二）早期心肺复苏 …… 5
（三）快速心脏除颤 …… 6

（四）基础及高级急救医疗服务 …… 6
（五）高级生命维持和骤停后护理 …… 6
四、心跳呼吸骤停的常见原因 …… 6
（一）成人心跳呼吸骤停的常见原因 …… 6
（二）儿童心跳呼吸骤停的常见原因 …… 6
（三）婴儿心跳呼吸骤停的常见原因 …… 6
五、心跳呼吸骤停的症状表现 …… 7
六、心肺复苏方法 …… 7
（一）成人心肺复苏步骤 …… 7
（二）一岁至青春期儿童的心肺复苏 …… 14
（三）婴儿心肺复苏 …… 14
七、判断心肺复苏是否有效的指标 …… 17
八、什么情况下停止心肺复苏 …… 17

第三课　创伤急救基本技术 …… 18
一、止血技术 …… 19
（一）加压包扎止血法 …… 20
（二）指压止血法 …… 21
（三）止血带止血法 …… 26
（四）填塞止血法 …… 29
二、包扎技术 …… 29
（一）绷带包扎法 …… 30
（二）三角巾包扎法 …… 33
（三）特殊创伤的处理 …… 41
三、固定技术 …… 43
（一）常用固定材料 …… 43
（二）固定原则 …… 46
（三）固定方法 …… 46

四、搬运技术 …… 54
（一）搬运的原则 …… 54
（二）徒手搬运方法 …… 55
（三）担架搬运方法 …… 63

第四课　哽　塞 …… 66
一、症状表现 …… 66
二、处理方法 …… 67
（一）一岁以上患者哽塞的处理方法 …… 67
（二）婴儿哽塞的处理方法 …… 69

第一课　现场自救互救概述

意外伤害和疾病大多数发生在医院外，并且医疗急救专业人员至少要数分钟后或更长的时间才能到达现场，如果只是单纯地等待，往往会错过最佳的抢救时机，使伤势或病情恶化，导致伤病员伤残或死亡。在急救人员未到达前，“第一目击者”应具备正确的急救知识和急救技能，并实施现场自救互救，对挽救伤病员的生命或减轻伤残程度有着极其重要的意义。

一、现场自救互救概念

现场自救互救即是指在医疗急救人员未到达前，目击者利用现场的人力、物力，根据公认的医学原则对伤病者施行初步的援助或救护。现场自救互救的基本主体以徒手心肺复苏为主，包括创伤救护的基本技能、意外伤害和突发急症的救护知识。

二、自救互救的目的与原则

（一）自救互救的目的

1. 抢救生命，降低死亡率。
2. 防止伤势或病情恶化。
3. 减轻病痛，降低伤残率，促进复原。

（二）自救互救的原则

1. 观察环境，确保自己和伤病员的安全。
2. 保持冷静，快速检查伤病员，果断实施救护措施。
3. 先处理重伤者，再处理轻伤者。
4. 先抢救生命，再处理局部损伤。

三、自救互救的注意事项

1. 注意现场安全，重视“先脱险再救人”。
2. 从正面接近伤病员，表明身份，安慰伤病员，说明将采取的救护措施。
3. 避免盲目移动伤者，防止再损伤。
4. 如非必要，不要给伤病员任何饮食或药物。
5. 注意保护警方需要的现场证物。
6. 及时报告有关部门，寻求援助。

四、自救互救的步骤

（一）观察环境

1. 观察环境安全。

注意观察周围是否存在危及抢救者或再次伤害伤者的因素，如裸露的电线、可能倒塌物、坠落物、交通安全隐患等。

2. 观察事件起因。

根据事发现场的线索，发现造成人员伤害的原因，如相撞的车辆、火灾的痕迹等。

3. 观察受伤人数。

突发意外事件可能有成批伤病者，应在事件波及的范围内判断现场伤病者数目，以便准备充足的人力和物力进行救援。

（二）迅速进行基本检查

1. 清醒程度。
2. 气道是否通畅。
3. 有无呼吸。
4. 有无颈动脉搏动。
5. 有无大出血。
6. 受伤部位。

（三）寻求帮助

高声呼喊，就近寻求帮助；请帮手拨打呼救电话并协助抢救。

（四）初步处理

采取初步的救护措施，如保持伤者的气道通畅，对出血者进行止血包扎，对有骨折的伤者进行固定等处理。

（五）详细检查

严重的伤病情况已经处理，病情基本稳定而急救人员未到达时，应进行详细的全身检查，找出需要治疗的伤病情。注意有无疼痛、出血、肿胀及其他异常情况。

（六）送往医院

经现场救护后，应尽快将伤病者送到医院，如有多名伤病者，则按先重后轻的原则转送医院。

第二课　徒手心肺复苏

一、定　义

徒手心肺复苏（CPR）是对心跳呼吸骤停后的伤病员在现场施行的紧急救治措施，通常缺少专业复苏设备和技术条件，故称徒手心肺复苏。作为初期复苏措施，其主要任务是迅速有效地恢复生命器官的血液灌注和氧供，主要措施是胸外心脏按压和人工呼吸。徒手心肺复苏具体步骤可归纳为“CAB”：C（circulation）——建立有效的人工循环；A（airway）——保持呼吸道通畅；B（breathing）——进行有效的人工呼吸。

二、心肺复苏的意义

心跳呼吸骤停是临床最紧急的状况，心跳呼吸突然停止后，血液循环即终止。由于脑细胞对缺氧十分敏感，一般在循环停止后4～6分钟，即可引起不可逆损伤，随后发生脑死亡。因此，为使病人得救，以便在心跳呼吸恢复后意识也能恢复，不至于发生脑死亡，及时进行心肺复苏非常重要。心肺复苏开始越早，存活率越高，必须争分夺秒，积极抢救。

三、生存链

生存链是指为挽救心跳、呼吸骤停伤病者而采取的一系列急救的方法与步骤（见图2－1）。包括：立即识别、早期呼救，早期心肺复苏，早期心脏除颤，早期基础及高级急救医疗服务，及时送往有条件救治的医院进行高级生命维持和骤停后护理。

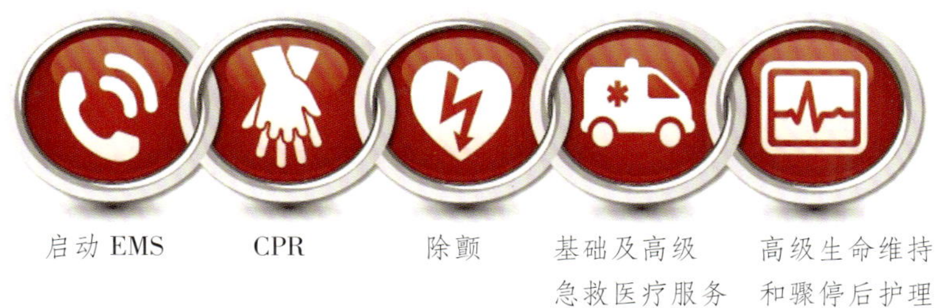

图 2－1　生存链

（一）立即识别心脏停搏并启动应急反应系统

识别患者意识、呼吸、心跳是否存在。若无上述生命征象，立即拨打 120 急救电话，启动医疗急救系统。呼救时应说明以下内容：

1. 伤病员姓名、性别、年龄。

2. 意外事故、突发事件的类型、受伤人数。如车祸、火灾、中毒、触电等事件受伤的人数。

3. 伤病员最危急的状况，过去病史及本次发病有关的因素。如“行走时突然倒地昏迷”、过去有“心脏病史”等。

4. 现场的详细地址、电话以及等候救护车的确切地址。

5. 呼救人姓名、联系电话。

注意：呼救者也可以根据急救中心接线员的询问进行回答，以便急救中心根据电话内容，准确判断病情，并派出合适的救护车。

（二）早期心肺复苏

由目击者在现场对心跳呼吸停止的伤病员实施心肺复苏，即人工胸外心脏按压和口对口人工呼吸。

（三）快速心脏除颤

快速心脏除颤是指尽早使用自动体外除颤仪（AED）消除心室颤动，使心脏恢复正常跳动，挽救伤病员生命的方法。

（四）基础及高级急救医疗服务

基础及高级急救医疗服务是指医疗急救人员尽早赶到现场，在伤病员的气道内放置气管导管开放气道，予以机械通气支持呼吸，并通过静脉用药进行救治等。

（五）高级生命维持和骤停后护理

送达医院后进行全面综合治疗。

四、心跳呼吸骤停的常见原因

（一）成人心跳呼吸骤停的常见原因

造成成人心跳呼吸骤停的原因以心脏病最常见，特别是以冠心病最为多见。此外，各种意外伤害、中毒和严重疾病都可造成心跳呼吸停止，如触电、高空坠落、车祸创伤、溺水、中风等。

（二）儿童心跳呼吸骤停的常见原因

儿童心跳呼吸骤停原因多为意外事故，如气管异物突然窒息（误吸花生米、蚕豆等）、外伤、溺水等。

（三）婴儿心跳呼吸骤停的常见原因

婴儿心跳呼吸骤停原因多为呼吸道梗阻，除自身疾病外，意外事故也较多见，如婴儿头部卡在床的栏杆之间导致的窒息，或误吸乳汁、纽扣、花生米等异物导致气管阻塞窒息等。

五、心跳呼吸骤停的症状表现

1. 突然无意识，可伴有短暂四肢抽搐。
2. 无呼吸或无效呼吸（仅临终喘息）。
3. 无心跳（无颈动脉搏动）。

六、心肺复苏方法

无论任何原因导致的心跳呼吸骤停，均应及时进行心肺复苏。

（一）成人心肺复苏步骤

1. 评估周围环境：确定环境安全。

心肺复苏时，首先要判断周围环境是否安全，如高处是否会有物品坠落，触电现场电源是否切断等。若周围环境不安全，应将患者转移到安全区域后再给予救治（见图2－2）。

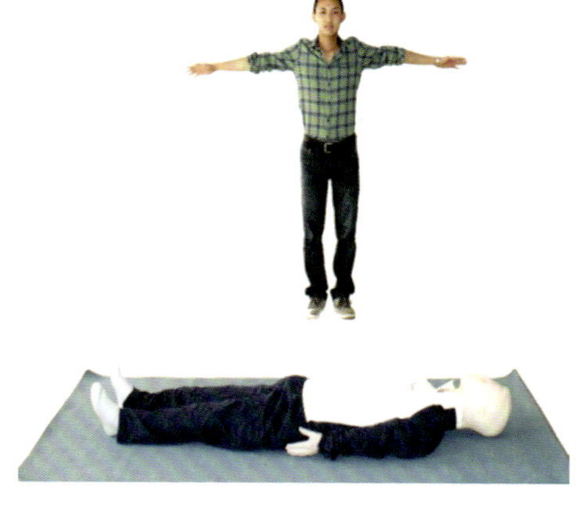

图2－2　评估周围环境是否安全

2. 判断意识：确定患者有无意识。

轻拍患者双肩，对着患者大声呼叫“喂！你怎么了?”（见图2－3）

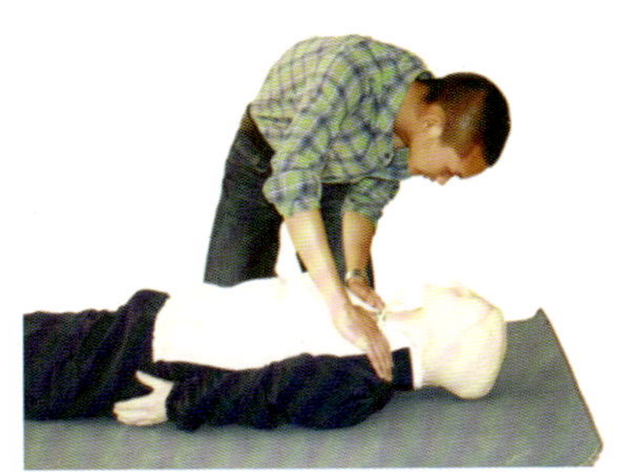

图2－3 判断患者有无意识

3. 呼救（启动EMS系统）。

请周围的目击者协助拨打“120”急救电话，有条件时取来AED，返回现场协助抢救患者。若周围没有其他目击者，应尽快拨打急救电话后对患者进行现场救治。对“窒息性心跳骤停”患者，应该先进行5个循环CPR后，再呼救（见图2－4）。

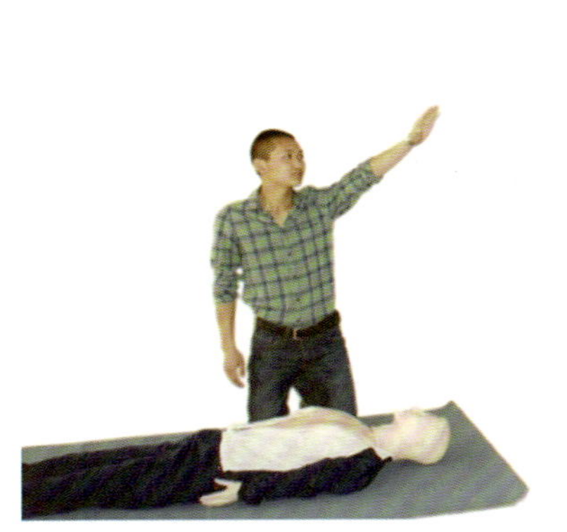
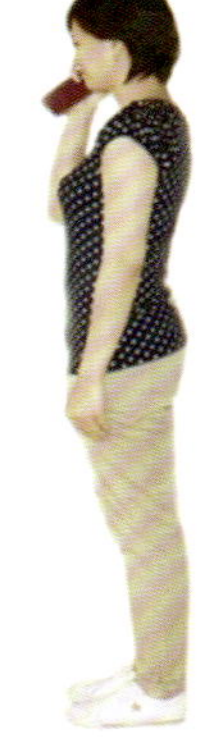

图2－4 呼 救

4. 判断呼吸。

观察胸腹部有无呼吸征象（胸腹部有无起伏），用时 5 ~ 10 秒（见图 2 – 5）。

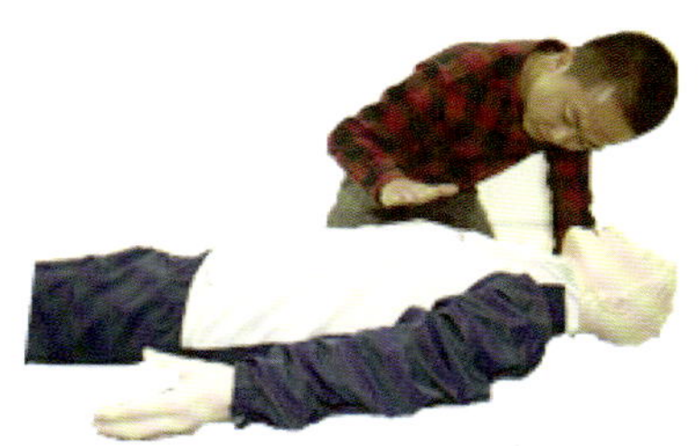

图 2 – 5　**判断呼吸**

5. 摆放体位。

患者仰卧位，躺于地面或硬板上，施救者靠近患者跪地，双膝分开与肩同宽（见图 2 – 6）。

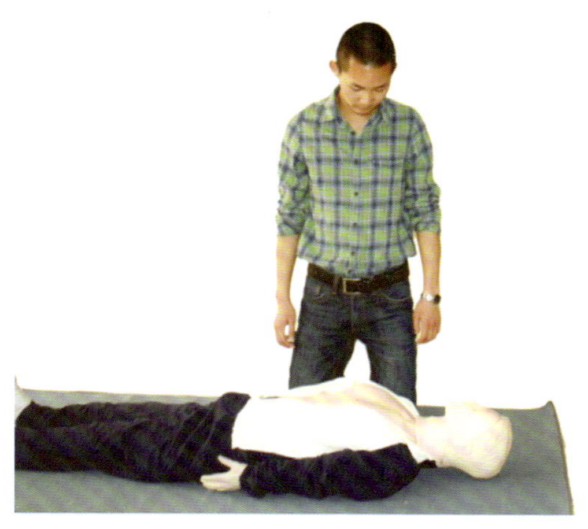

图 2 – 6　**摆放体位**

6. 进行胸外心脏按压。

（1）按压部位。

按压部位于胸骨下半部分。寻找两乳头连线与胸骨交界处即按压部位，但注意对部分女性患者使用此法时，定位不准确。可用一手五指并拢置于腋窝，水平移到胸骨中线即按压部位（见图 2－7）。

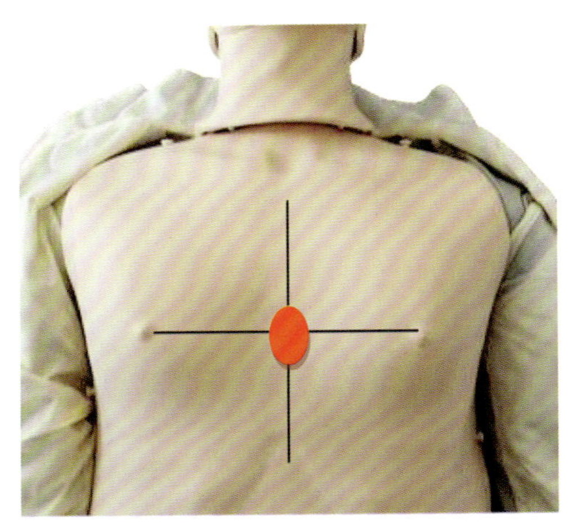

图 2－7　按压部位

（2）按压方法。

被救者仰卧位，平躺于坚实平面上，施救人员双膝跪在患者身边，一手掌根部置于按压部位，另一手掌叠放其上，双手手指紧扣，与患者胸壁接触的手掌手指应上翘，双侧肘关节伸直，身体垂直下压，用自身体重作为下压力量，节省体力，平稳按压，使力量均匀通过手掌根部下传到患者胸膛（见图 2－8）。

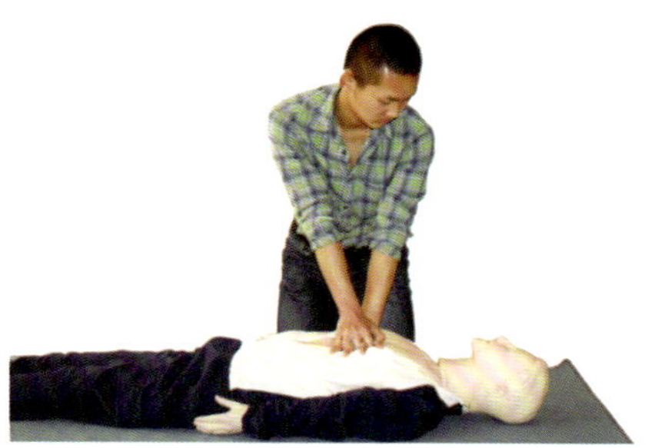

图 2－8　按压手法

（3）按压深度。

垂直下压至少 5～6cm（见图 2－9）。

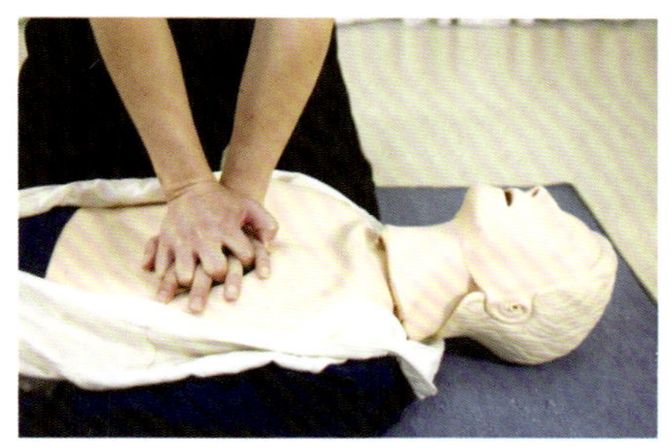

图 2－9　按压深度

（4）按压频率。

每分钟 100～120 次，且按压和放松时间比为 1∶1。

（5）按压与人工呼吸比例。

无论是单人操作还是双人操作，按压与人工呼吸比例均为 30∶2，即按压 30 次，吹气 2 次。

7. 检查、清除口腔异物（见图 2－10）。

观察患者口腔是否有异物，无异物不需处理。如患者口腔内有假牙、呕吐物、血液等异物，应予清除。操作时注意避免损伤其颈部（见图2－10）。

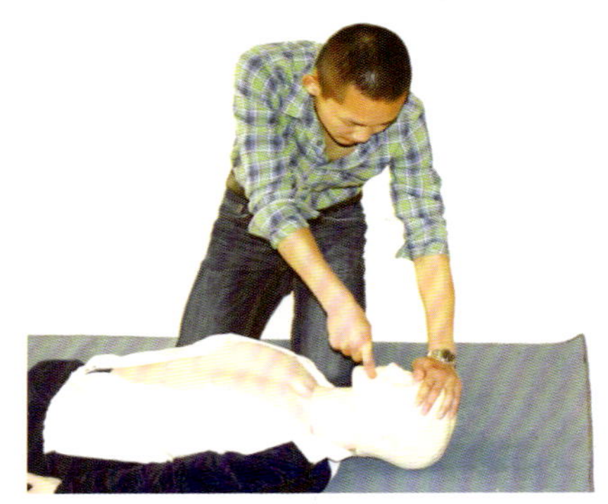

图2－10　清除口腔异物

8. 畅通呼吸道。

因患者无意识时肌肉松弛，常有舌后坠堵塞气道。畅通呼吸道时注意不要盲目摆动患者头颈部，以免使颈椎和脊髓受创。

畅通呼吸道一般采用仰头提颏法：患者仰卧位，施救者位于患者一侧，将一只手放在患者前额下压，另一只手的手指放在下颏向上抬，使头部后仰，下颌角、耳垂连线与地面垂直（见图2－11）。

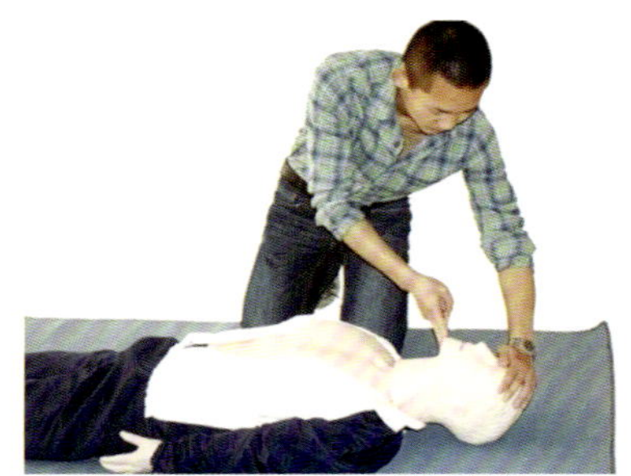

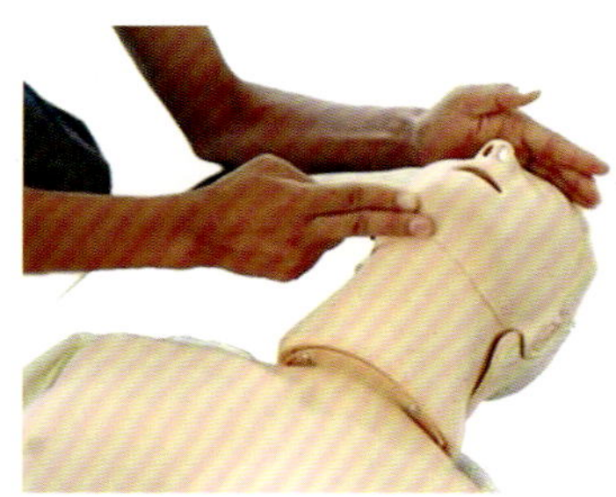

图2－11　仰头提颏法

9. 进行口对口人工呼吸。

施救者平静呼吸，用按压前额手的拇指和食指捏住患者鼻翼，将口罩住患者的口吹气。吹气时间需持续 1 秒，连续吹气 2 次。吹气有效时，可见患者的胸廓起伏，2 次吹气间隔拇指和食指松开鼻翼，使胸廓回弹。注意吹气前不用深呼吸，平静呼吸即可，以免通气过度，导致胸腔内压力过高，回心血量减少，心输出量下降。对有脉搏无呼吸的患者，每 5 ~ 6 秒给予一次人工呼吸，人工呼吸频率为 10 ~ 12 次/分（见图 2 – 12）。

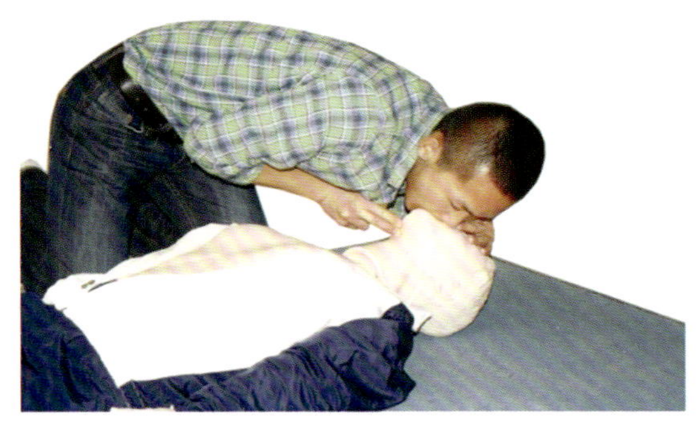

图 2 – 12　进行口对口人工呼吸

10. 复检。

2 分钟内循环操作 5 组 30∶2 的心肺复苏，在 5 ~ 10 秒内再次判断患者有无呼吸、心跳和循环恢复的迹象。若有，可停止心肺复苏，观察患者病情；若无，则继续心肺复苏操作（见图 2 – 13）。

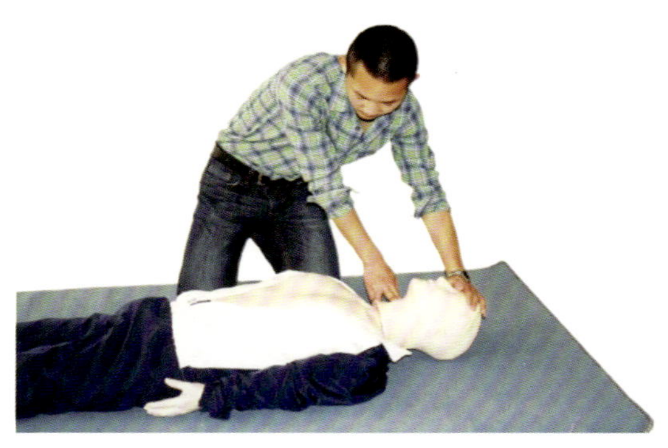

图2－13　复　检

（二）一岁至青春期儿童的心肺复苏

青春期的体征包括男性的胸部或腋下出现毛发以及女性乳房开始发育。儿童心肺复苏与成人心肺复苏的程序相似，关键差异在于：

1. 双人施救。胸外心脏按压与人工呼吸的比例：儿童为15∶2。

2. 按压深度。至少按下胸廓前后径的1/3，约为5cm。

3. 按压方法。对非常小的儿童可用单手或双手进行胸外按压。

4. 检查脉搏的位置。检查颈动脉或者股动脉的搏动。

5. 人工呼吸的频率。有心跳，无呼吸时每3～5秒进行一次人工呼吸，每分钟12～20次。

（三）婴儿心肺复苏

婴儿指年龄为1个月至1岁的小儿，婴儿心肺复苏程序和技能与成人心肺复苏十分相似，关键差异在于：

1. 检查脉搏的位置。

婴儿颈部较短，颈动脉搏动不易触及，可改为触摸**肱动脉**搏动，即用食指和中指按压上臂内侧中段（见图2－14）。

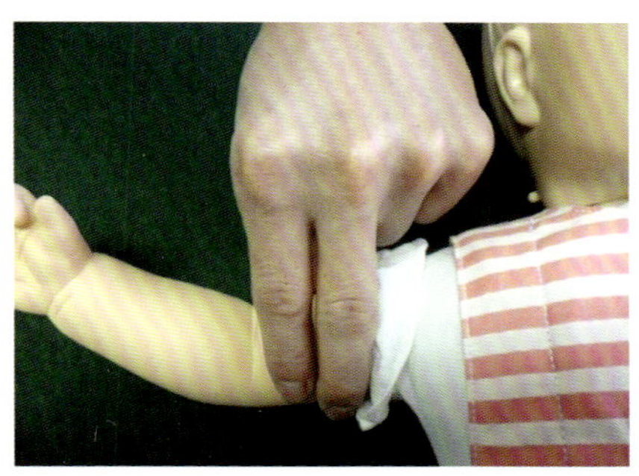

图2－14 触摸婴儿肱动脉

2. 按压方法。

单人施救者用双指按压，胸外按压时中指和无名指并拢，用指腹垂直按压婴儿两乳头连线中点的胸骨（见图2－15）；双人施救者用双手绕胸双拇指法，双拇指置于胸骨上，其余手指环绕到婴儿背部，依据婴儿的大小，以拇指重叠或排放在按压点按压；较小的婴儿，拇指的放置可以重叠（见图2－16）。

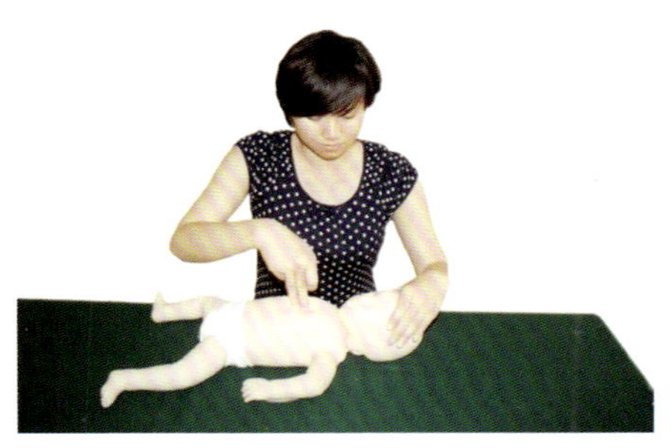

2－15 单人施救婴儿胸外按压手法

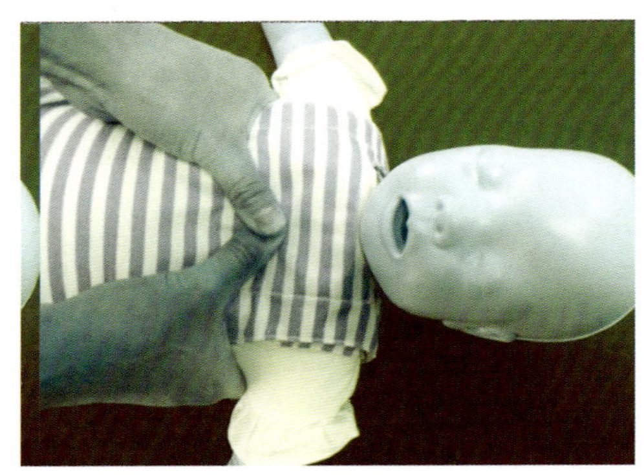

图 2－16　双人施救婴儿胸外按压手法

3. 按压深度。至少胸廓厚度的 1/3，约 4cm。

4. 双人施救者胸外心脏按压与人工呼吸的比例。双人施救者婴儿 CPR 的比例为 15∶2。

5. 人工呼吸的方法与频率。因为婴儿头面部较小，人工呼吸时用口将婴儿口鼻同时罩住吹气，称为口对口鼻法人工呼吸。吹气时间较成人稍短，以胸廓抬起为度。每 3 ~5 秒进行一次人工呼吸，每分钟 12 ~20 次（见图 2－17）。

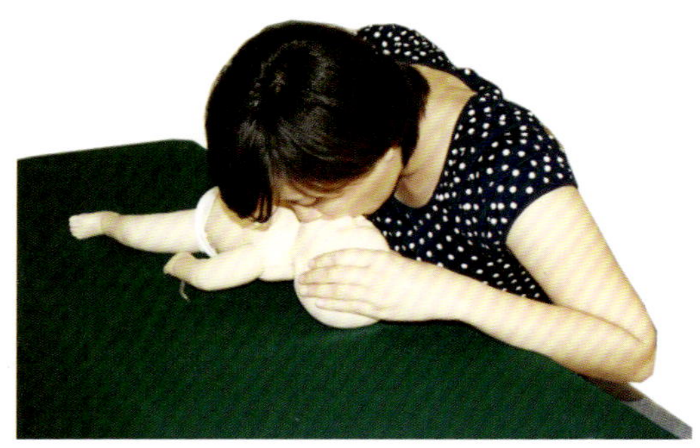

图 2－17　婴儿心肺复苏人工呼吸

七、判断心肺复苏是否有效的指标

判断方法	有　效	无　效
面　色	转为红润	灰白或紫绀
自主呼吸	有	无
颈动脉搏动	有	无
意识与循环征象	可出现眼球转动、睫毛活动或手脚的轻微活动	无任何自主活动
瞳　孔	由大变小	无变化或由小变大

八、什么情况下停止心肺复苏

1. 有脉搏、有呼吸、有肢体活动。
2. 出现可靠的不可逆性死亡征象，如尸斑、尸僵等。
3. 施救者体力不支。
4. 环境可能造成施救者自身伤害。
5. 由于持久复苏影响其他人的生命救治。

第三课　创伤急救基本技术

创伤急救基本技术是救护者在现场紧急处置伤员的技能，包括**止血、包扎、固定、搬运**四项技术。创伤急救基本技术的操作动作规范与否，直接决定伤员能否得到有效的救护，否则，伤者的损伤程度可能加重。因此，掌握创伤急救基本技术，能有效地救治伤员。

创伤急救需要不同材料，常用制式材料有纱布、棉垫、绷带、橡皮止血带、压脉止血带、三角巾。但在无制式材料的危急情况下可就地取材，如手绢、毛巾、布条、围巾、纱巾、领带等（见图 3－1、3－2）。

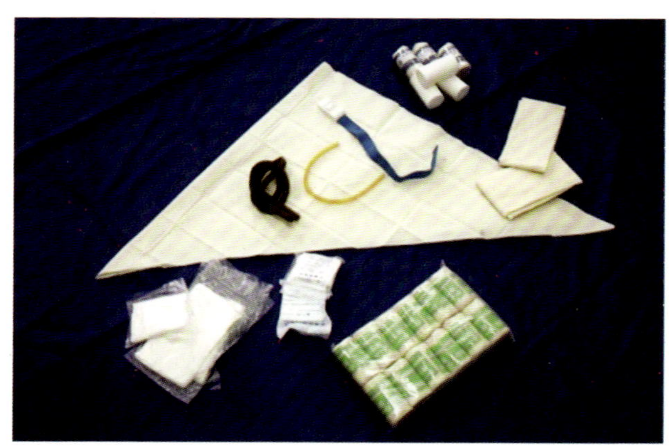

图 3－1　常用制式止血材料

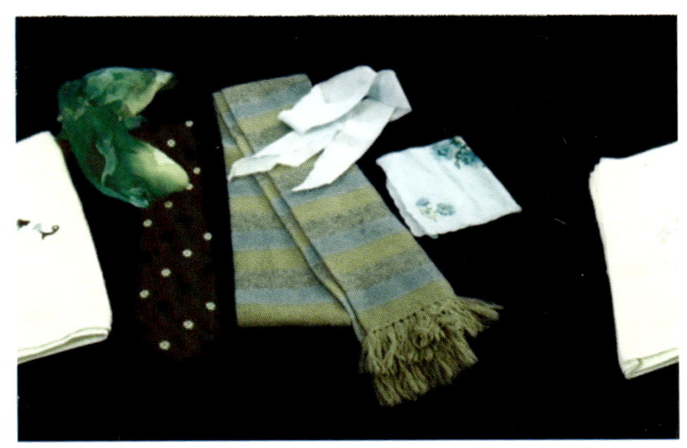

图 3－2　非制式就便止血材料

一、止血技术

出血是创伤后的常见症状之一，外伤出血量达总血容量的15%即可能导致休克，当出血量达到总血容量的40%以上时可出现昏迷或危及生命。因此，有效的止血措施对挽救伤者生命显得非常重要。

止血技术操作要点：

①操作者尽可能戴上医用手套，如无，可用干净塑料袋或布片等作为隔离层，防止血液污染。

②脱去或剪开伤者衣服，暴露伤口，检查出血部位。

③根据出血的部位，采用不同的止血法止血。

④不要对嵌有异物或骨折断端外露的伤口直接压迫止血。

⑤不要去除血液浸透的敷料，而应在其上另加敷料并保持压力。

⑥如肢体出血，应将受伤区域抬高到超过心脏的高度。

⑦如必须用裸露的手进行伤口处理，在处理完后清洁双手。

⑧四肢出血时在其他止血办法无效的情况下方可使用止血带。

（一）加压包扎止血法

加压包扎止血法适用于全身各处的小动脉、小静脉、毛细血管出血。用敷料或其他材料，如洁净的毛巾、手绢、三角巾等覆盖伤口，加压包扎，以达到止血的目的。

1. 直接压迫法。

通过直接压迫出血部位而达到止血的目的（见图 3－3）。

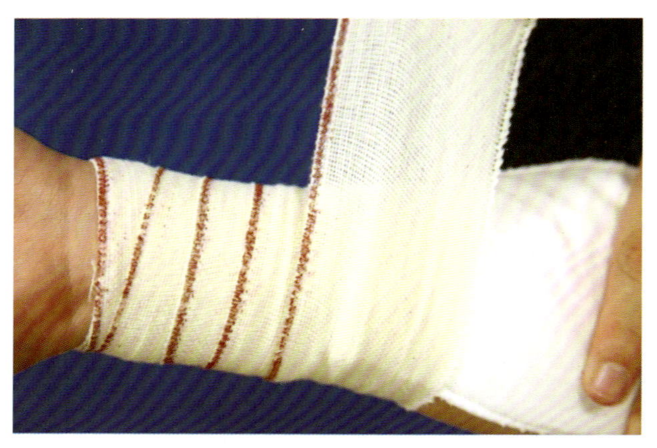

图 3－3　直接压迫法

操作要点：

①伤员卧位或坐位，抬高伤肢。

②检查伤口出血情况及有无异物。

③如无异物，用合适大小敷料覆盖伤口，敷料要超过伤口至少 3cm，如果敷料已被血液浸湿，不要更换，可再加上另一块敷料。

④用手于覆盖敷料的伤口上施加压力直接压迫。

⑤用绷带、三角巾等包扎。

2. 间接压迫法。

通过间接压迫出血部位周围而达到止血的目的，通常用于伤口内有如刀、玻璃片等异物时（见图 3－4）。

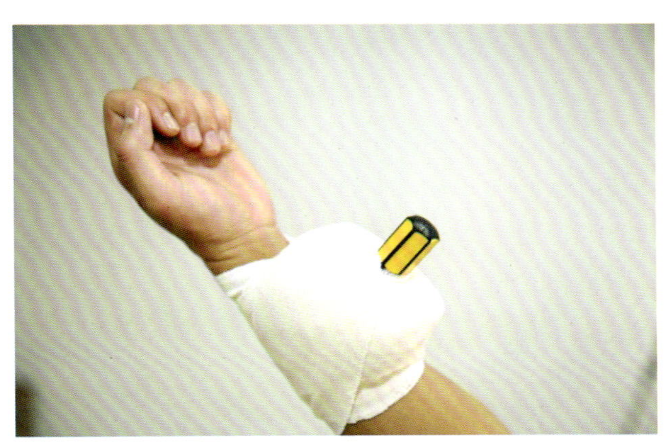

图 3－4 间接压迫法

操作要点：

伤口内异物不要拔出，以免加重出血。在伤口边缘将异物固定，然后用绷带加压包扎。

（二）指压止血法

用手指压迫伤口近心端的动脉压迫点，用力将动脉血管压在骨骼上，阻断动脉血运，以达到快速止血的目的。指压止血是快速有效的一种临时止血方法，当做好其他止血准备后立即换用其他止血方法。

操作要点：

①准确掌握动脉压迫点。

②压迫力度适中，以伤口不出血为准。

③压迫 10～15 分钟，只作为短时间内的急救止血方法。

④保持伤肢处于抬高位（高于心脏的位置）。

1. 压迫颞浅动脉。

用拇指或食指在伤侧耳前对着下颌关节压迫。此法适用于头顶、额部和颞部出血（见图 3－5）。

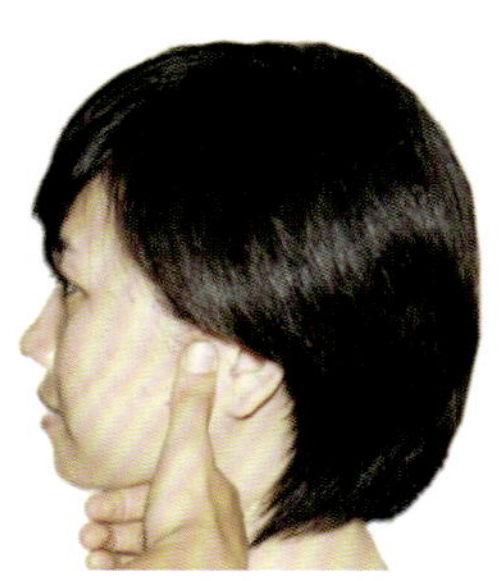

图 3－5　压迫颞浅动脉

2. 压迫面动脉。

用拇指、食指或中指压迫双侧下颌角前约 3cm 的凹陷处。注意一定要双侧压迫，因为面部供血丰富，仅单侧压迫难以达到止血目的。此法适用于面部出血（见图 3－6）。

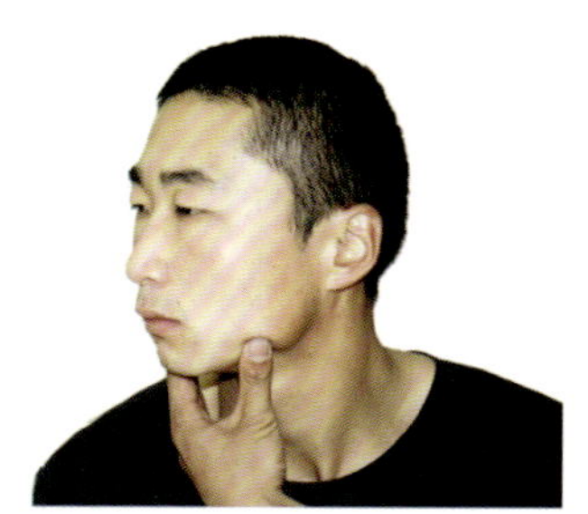

图 3－6　压迫面动脉

3. 压迫肱动脉。

用手指压迫上臂肱二头肌内侧的肱动脉处。此法适用于前臂出血（见图3－7）。

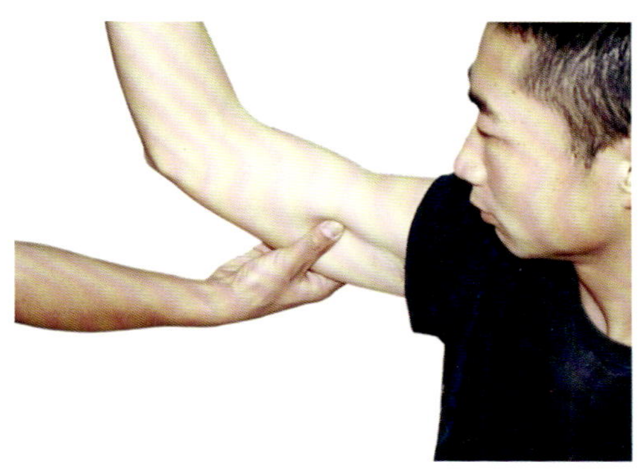

图3－7　压迫肱动脉

4. 压迫尺动脉和桡动脉。

用两手拇指分别压迫手腕的尺动脉和桡动脉搏动处止血。此法适用于手掌、手背出血（见图3－8）。

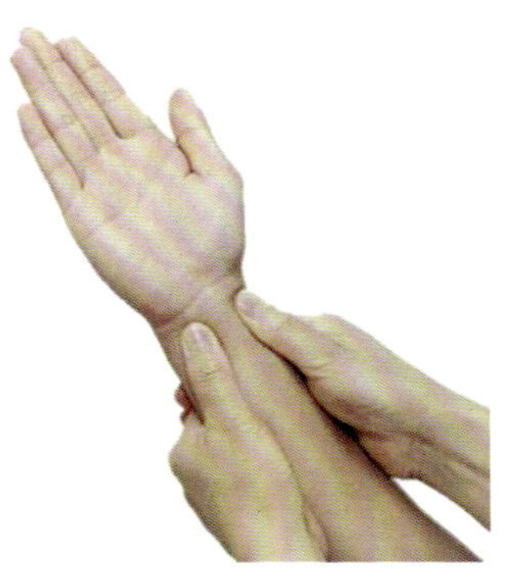

图3－8　压迫尺动脉和桡动脉

5. 压迫指（趾）两侧的动脉。

用拇指、食指分别压迫手指或足趾两侧的动脉。此法适用于手指或足趾出血（见图3－9）。

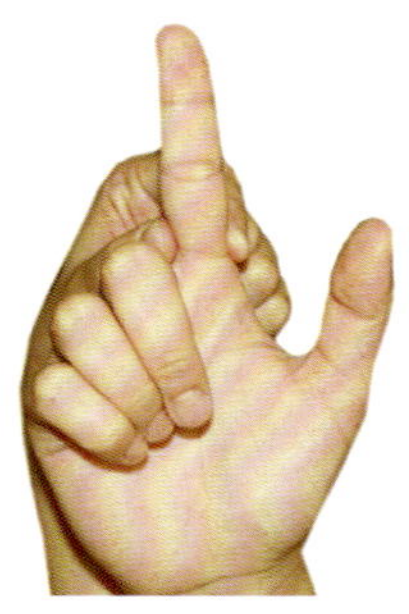

图3－9　压迫指（趾）两侧的动脉

6. 压迫股动脉。

用拇指、单掌或双掌根于大腿根部向后、向下压住跳动的股动脉。此法适用于下肢出血（见图3－10）。

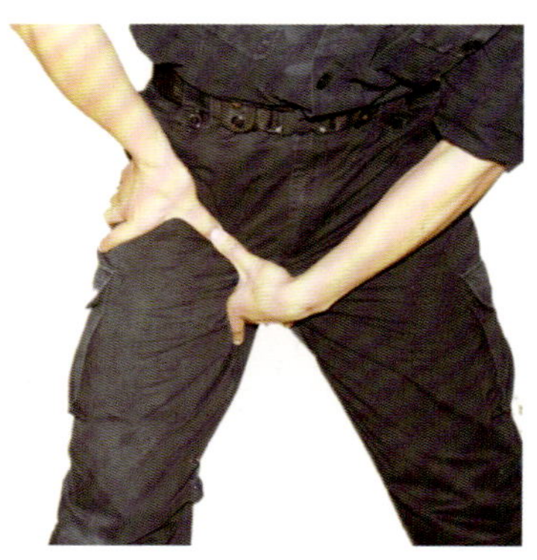

图3－10　压迫股动脉

7. 压迫腘动脉。

一手固定膝关节正面，另一手拇指摸到腘窝处跳动的腘动脉，用力向前压迫即可止血。此法适用于小腿出血（见图3－11）。

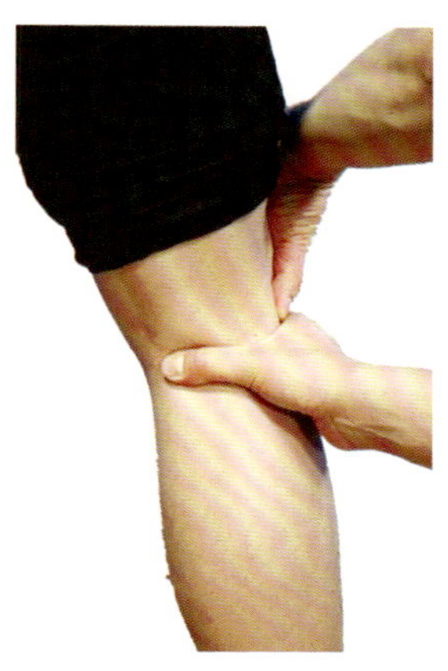

图3－11　压迫腘动脉

8. 压迫足背动脉。

一手拇指摸到足背近端跳动的足背动脉，另外四指固定于足跟、足底，用力压迫即可止血。此法适用于足部出血（见图3－12）。

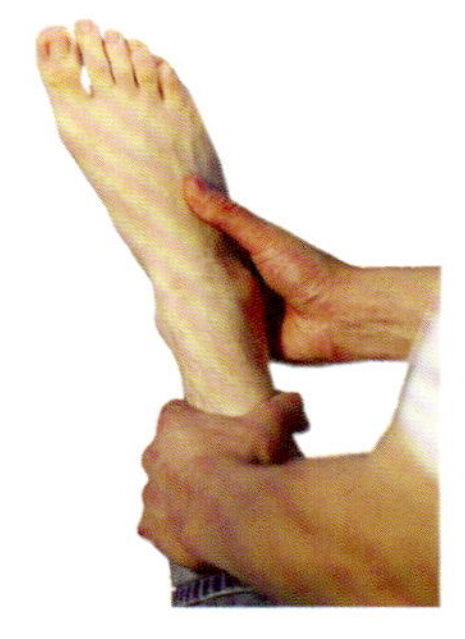

图3－12　压迫足背动脉

（三）止血带止血法

止血带止血法是四肢创伤严重大出血时急救的重要手段，能有效地控制四肢出血，但操作不慎可导致肢体坏死、急性肾功能衰竭等严重的并发症。此法仅用于暂时不能用其他止血方法控制的四肢大血管损伤性出血。

使用止血带的注意事项：

①结扎止血带的部位：上肢上臂的上 1/3 和下肢大腿的 1/2 以上部位。

②避免勒伤皮肤，用止血带时应先在缚扎处垫上衬垫。

③扎止血带时间越短越好，一般不超过 1 小时，如必须延长，则应每隔 1 小时左右放松 1 ~ 2 分钟，反复松开 3 次后结扎部位要略向上移位。

④扎好止血带后必须做出显著标志，注明上止血带的时间。

⑤缚扎止血带松紧度要适宜，以出血停止、远端摸不到动脉搏动为准。过松达不到止血目的，且会增加出血量；过紧则易造成肢体肿胀和坏死。

⑥不宜用非弹性的绳索、电线，甚至铁丝等物。

⑦在松开止血带时应缓慢松开，并观察是否还有出血，切忌突然完全松开，以免大出血。

1. 橡皮止血带止血法。

先将伤肢抬高 2 ~ 3 分钟，并压迫肱动脉，在结扎部位用纱布或衣物、毛巾等垫好，然后再扎橡皮止血带，扎好止血带后必须注明时间（见图 3 – 13）。

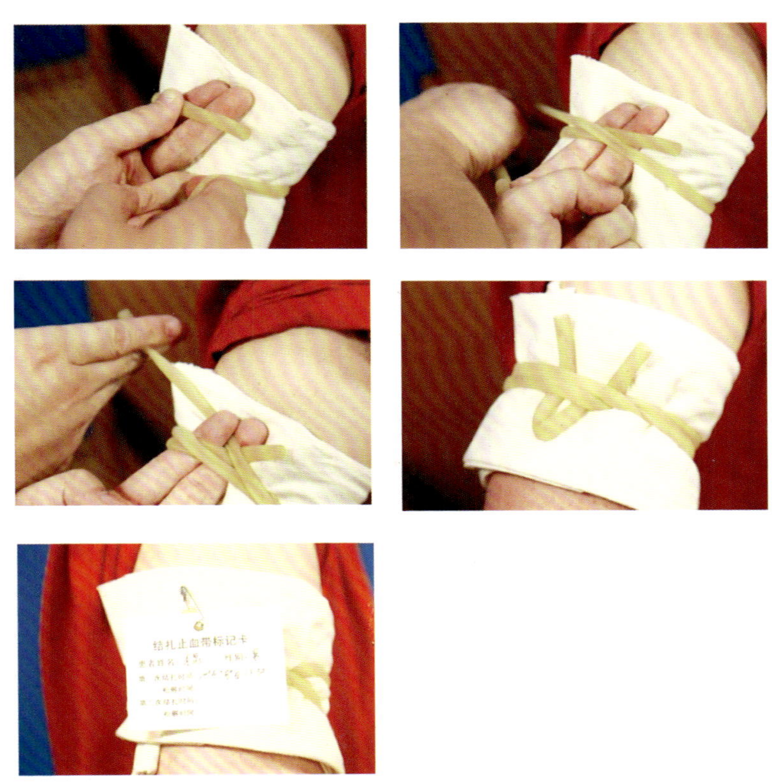

图 3－13　**橡皮止血带止血法步骤**

2. 压脉止血带止血法。

将伤肢抬高，垫好衬垫后将压脉止血带一端穿进扣环，拉紧至伤口不再出血为止，注明上止血带的时间（见图 3－14）。

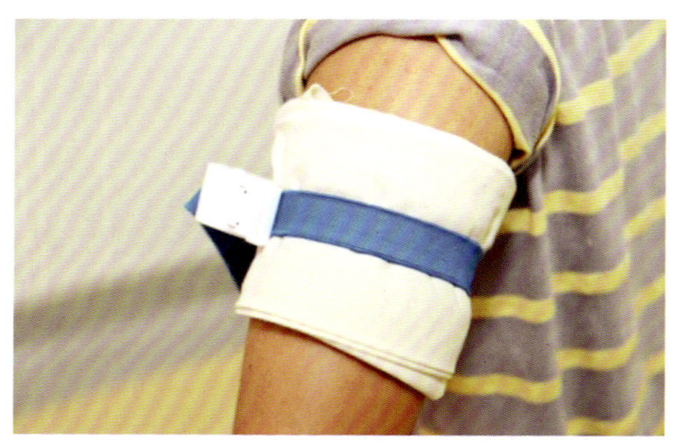

图 3－14　压脉止血带止血法

3. 绞棒止血法。

无制式止血带的情况下，可用三角巾、绷带、手帕、纱布等就便材料折叠成带状，加衬垫后在结扎部位缠绕两圈，并在动脉走行的背部打结，然后用小木棒、笔杆等插入绞紧，直至创口不再出血为止。最后注明上止血带的时间（见图 3－15）。

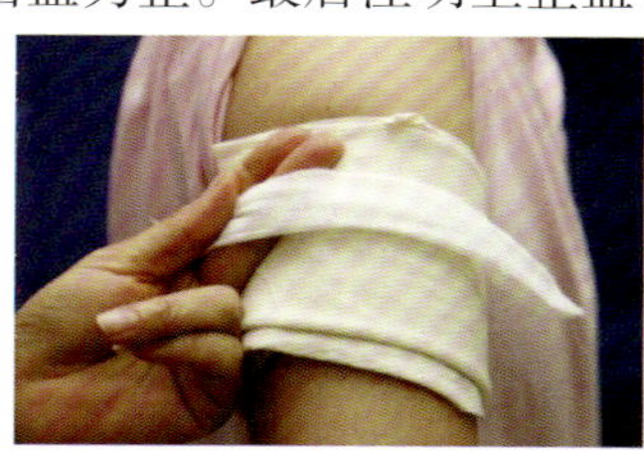

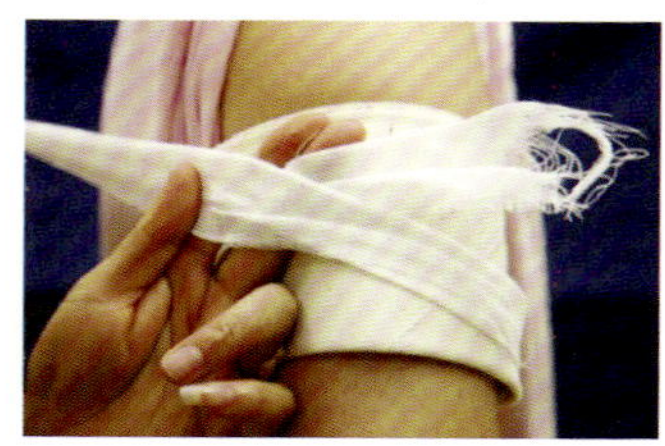

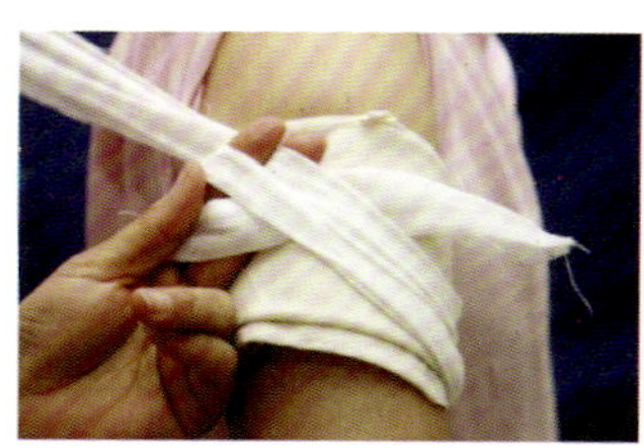

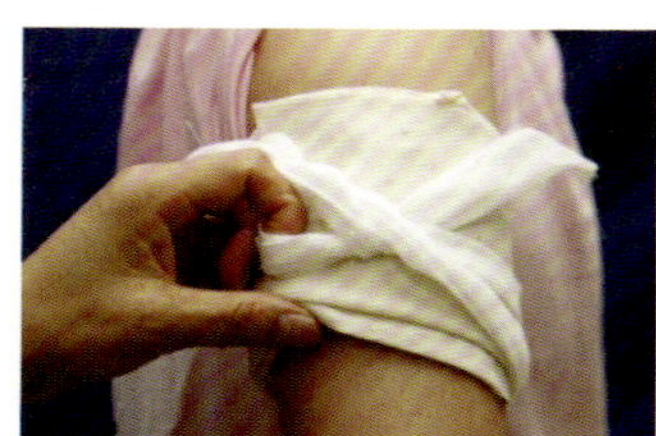

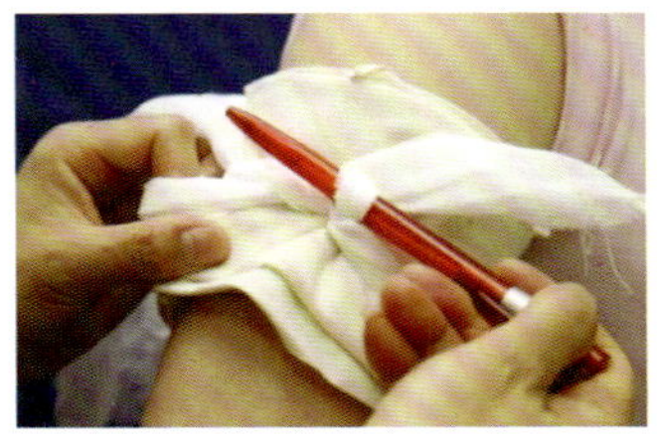
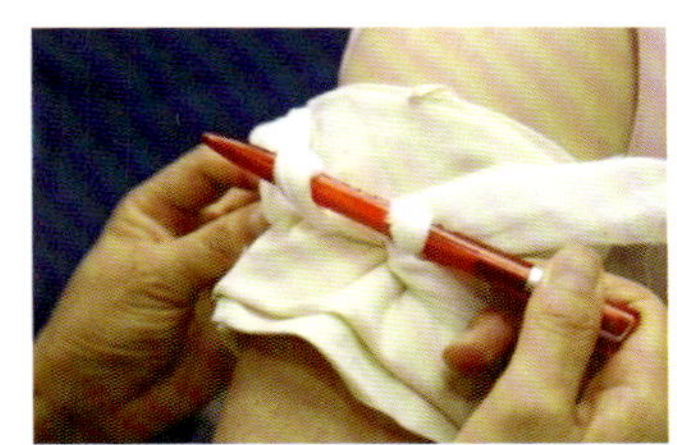
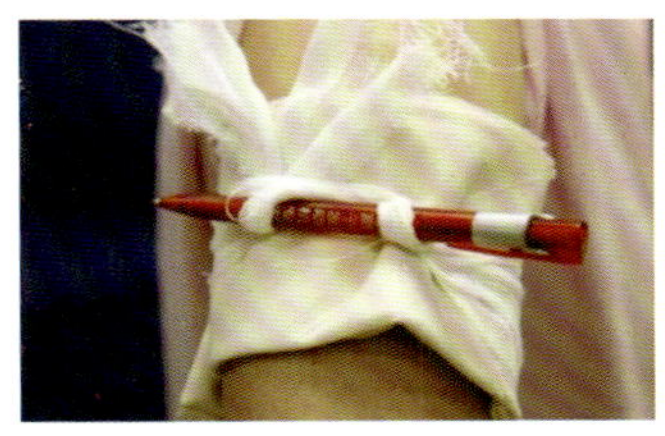

图 3－15　绞棒止血法步骤

（四）填塞止血法

适用于伤口深的出血部位，止血时用棉垫或消毒的纱布填塞在伤口内，再进行加压包扎。

操作填塞止血法时的注意事项：

①不要将伤口外的皮肤组织、污物一起塞入伤口内。

②所用的填塞物一定要尽量无菌或干净、柔软，具有吸水性，应使用大块的敷料，以便既能保证止血效果，又能避免在随后的进一步处理时将填塞物遗漏在伤口内。

二、包扎技术

包扎是外伤救护的重要环节，它可以起到快速止血、固定敷料、托扶伤肢、保护伤口、防止感染、减轻疼痛的作用，有利于转运和进一步治疗。

包扎操作要点：

①包扎时部位要准确、严密，不遗漏伤口。

②包扎动作要轻，不要碰触伤口，以免增加伤员的疼痛和出血。

③包扎要牢靠，但不宜过紧，以免影响血液循环和压迫神经。

④除非伤口污染严重，原则上不要用水冲洗伤口。

⑤不要在伤口上用消毒剂或消炎药粉。

（一）绷带包扎法

1. 绷带包扎原则。

（1）包扎时要先在伤口上覆盖无菌纱布，然后从伤口下端向上缠绕，每圈的压力须均匀，不能太紧，以免损伤伤肢，也不能太松，以免脱落。

（2）包扎一般从远端缠向近端，开始和结束必须环形缠绕两圈固定，若受伤部位为手或足，需在腕部或者足踝处先缠绕两圈固定，绷带圈与圈重叠的宽度以 2/3 为宜。

（3）包扎后必须露出指（趾）末端，以便于观察肢体血液循环情况。

（4）不宜将绷带固定在伤口处、感染发炎部位、骨隆凸处、四肢的内侧面或伤员坐卧时容易受压及摩擦的部位。

2. 绷带包扎方法。

（1）环形包扎法。

绷带卷放在需要包扎的位置，环形缠绕一圈固定敷料，缠绕数圈后将绷带尾部固定。此法适用于肢体粗细均匀处的包扎（见图 3－16）。

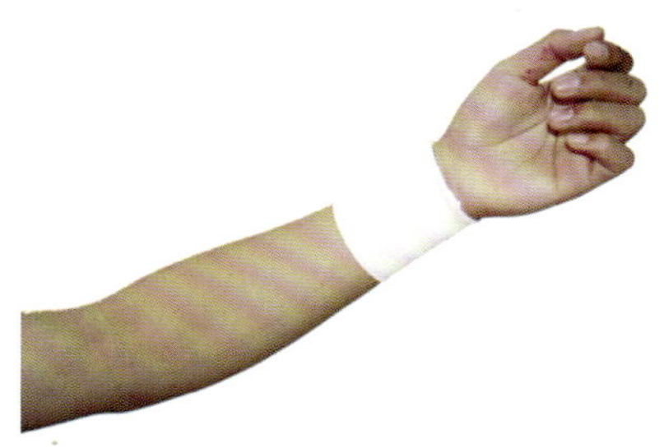

图 3－16　环形包扎法

（2）螺旋形包扎法。

先环形包绕两圈，然后将绷带逐渐斜行螺旋缠绕。此法适用于肢体粗细不均处及躯干处的包扎（见图 3－17）。

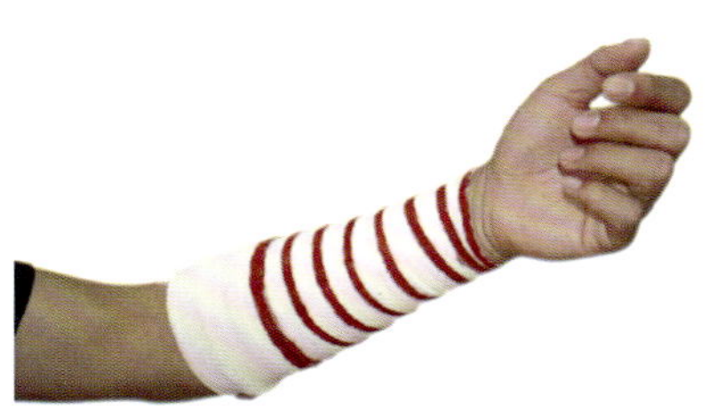

图 3－17　螺旋形包扎法

（3）螺旋反折包扎法。

先做两圈环形固定，再做螺旋形包扎，待到肢体渐粗处，一手拇指或食指按住绷带上端，另一手将绷带自此点反折向下，此时绷带上缘变成下缘，如此循环操作，直至包扎完成。注意反折处不可在伤口或骨的隆凸处。此法主要用于粗细不等的四肢，如前臂、小腿或大腿等部位的包扎（见图 3－18）。

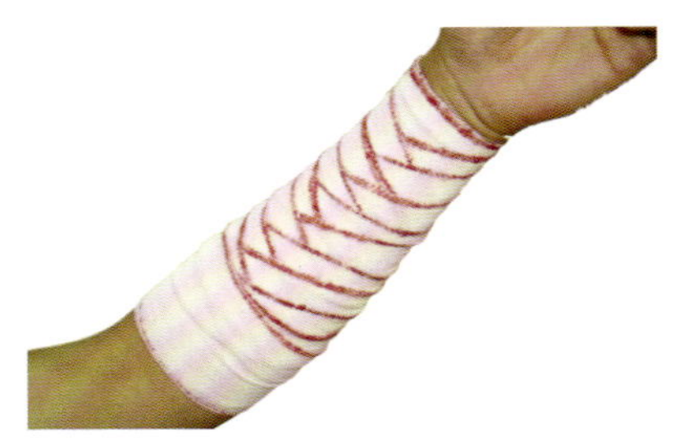

图 3－18　螺旋反折包扎法

（4）“8”字形包扎法。

在手腕或脚踝处用绷带缠绕两圈固定，往下斜行压住敷料绕至指（趾）末端，暴露指（趾）末端，与四指（趾）垂直缠绕一圈，再往上呈“8”字形缠绕，直至完全覆盖敷料，最后在手腕或脚踝外侧固定。此法适用于手掌、手背、足底、足背、踝部等处的包扎（见图 3－19）。

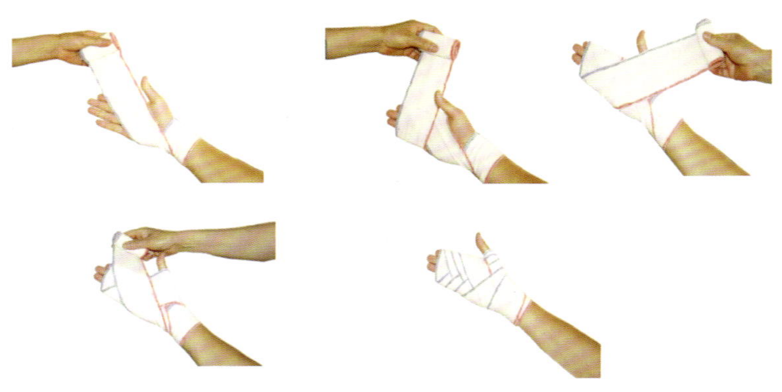

图 3－19　“8”字形包扎法

（5）“人”字形包扎法。

将肘或膝关节弯曲90°，绷带在弯曲处缠绕固定，然后往上绕一圈，盖住第一圈的上1/3，同法往下绕圈，盖住第一圈的下1/3，重复此操作，直至固定完全，在伤肢外侧固定绷带末端。此法适用于肘关节、膝关节及足跟的包扎（见图3－20）。

3. 固定绷带卷的方法。

（1）将普通绷带末端正中剪开或撕开后打结。

（2）用胶布粘贴固定普通绷带卷末端。

（3）将弹力绷带卷的末端塞入前一圈缠绕好的绷带内。

（4）弹力绷带可使用绷带扣固定绷带卷末端，但应注意避免绷带扣刺伤皮肤。

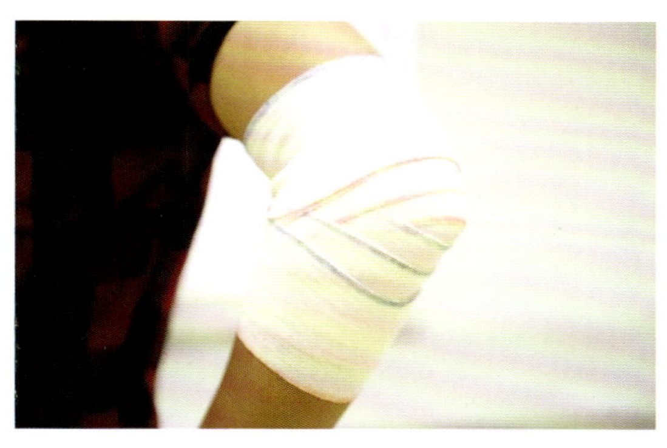

图3－20　“人”字形包扎法

（二）三角巾包扎法

三角巾是急救时常用的材料。三角巾使用简单方便，可用于身体不同部位的包扎。

1. 三角巾基础知识。

（1）标准三角巾。

顶角为90°的等腰三角形，两腰长分别为1米，顶角所对的边称为底边，长约1.4米（见图3－21）。

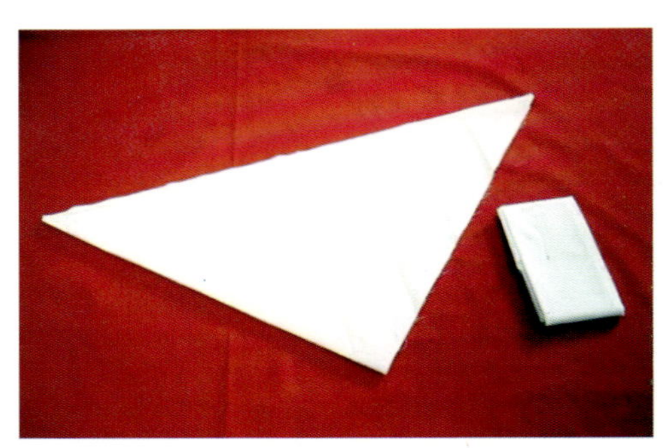

图3－21 标准三角巾

（2）宽带。

将三角巾顶角对准底边中点对折两次，就折好宽带，用于四肢骨折及锁骨、肋骨骨折的固定。

（3）窄带。

将宽带再对折一次就是窄带。用于手掌严重出血等外伤的包扎或下肢骨折时足、踝部的固定。

（4）平结。

①打平结：使用三角巾包扎打平结时要在其下方垫衬垫或利用人体的生理凹陷，如锁骨上窝。打平结时，双手各持三角巾的一个底角，以其中一个角为轴心，另一个角围轴心缠绕，即先用右手压在左手上并将三角巾绕过右手打结，之后再用左手压在右手上依同法打结，拉紧后就是平结（见图3－22）。

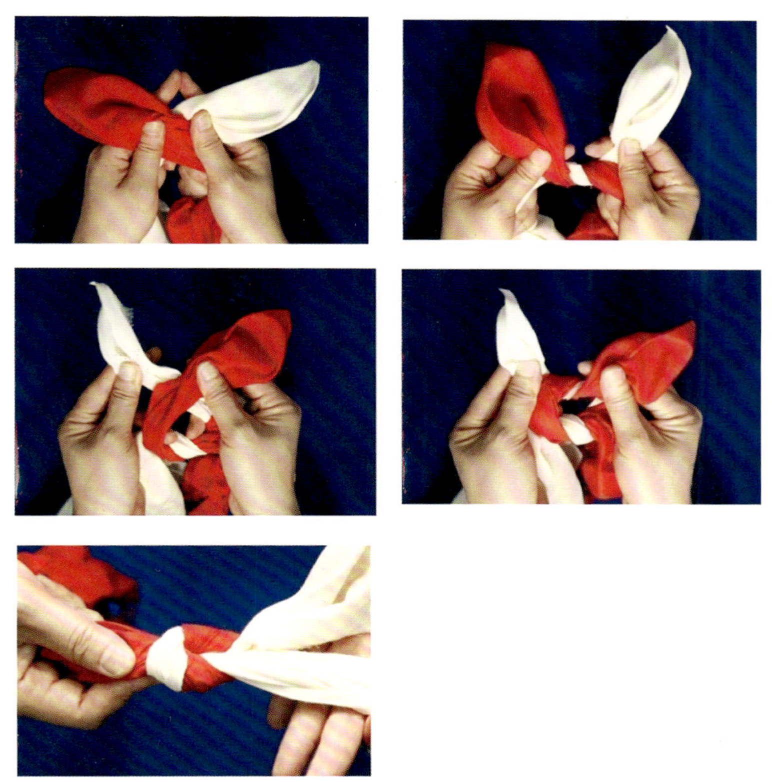

图 3－22 打平结的步骤

②解平结：找到平结的“U”形标志，抓住“U”形的两条边向相反方向拉，拉平后用一手固定打结处，另一手拉三角巾一侧底角，平结即可打开（见图 3－23）。

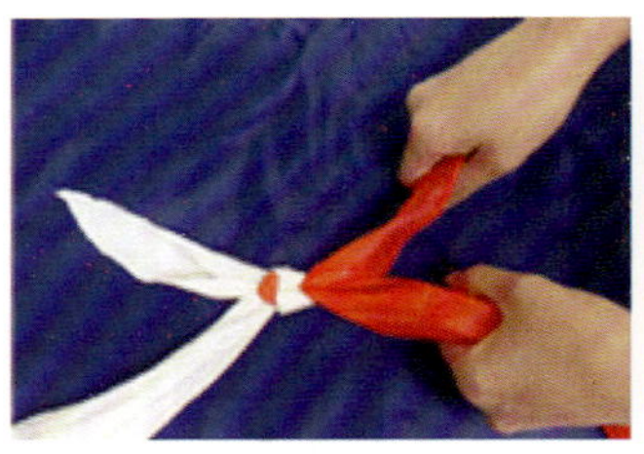
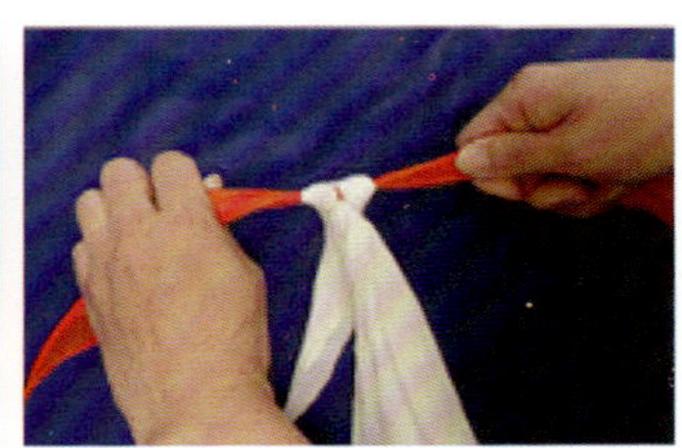
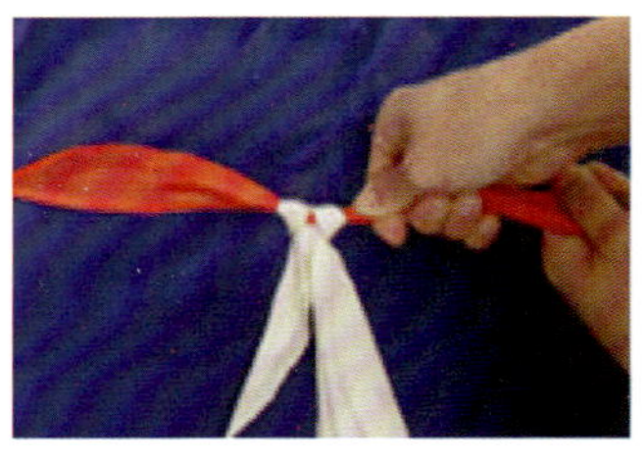

图 3－23　解平结的步骤

2. 三角巾包扎方法。

（1）臂悬带（大手挂）。

将三角巾全幅打开，置于伤肢与胸壁之间，顶角拉至肘关节后方，上端的底角从对侧绕过颈部，下端的底角向上托起伤肢，与上端的顶角在伤侧锁骨上窝处打结，使伤肢呈 85°左右倾角。此法适用于上臂、前臂、能弯曲的肘关节伤口（见图 3－24）。

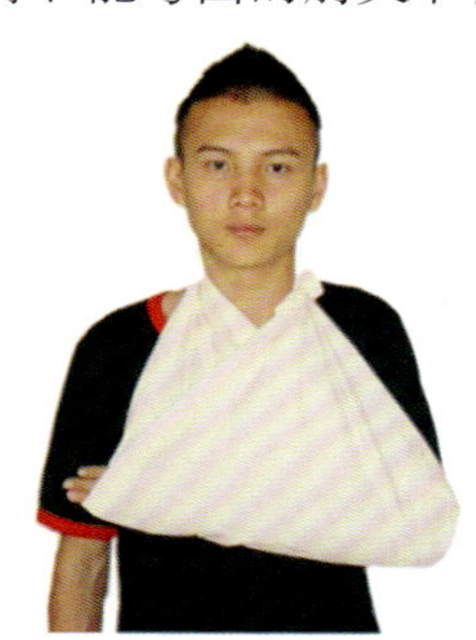

图 3－24　臂悬带（大手挂）

（2）肩悬带（小手挂）

将受伤一侧前臂斜放在胸前，手指接触健侧锁骨，将三角巾全幅打开，将一个底角约 10～15cm 长度置于伤肢对侧肩膀上方，顶角放在伤肢肘部一侧，盖住伤肢上臂下 1/2，并向内收紧，打开肩上底角，包住伤肢手掌，顺势将伤肢前臂下方的底边向后拉，绕过肩胛骨与上端底角在健侧锁骨上窝打结。此法适用于腕关节、手部受伤部位（见图 3－25）。

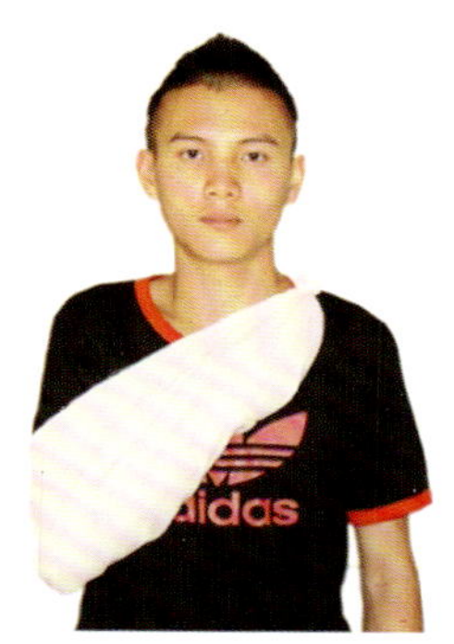

图 3－25　肩悬带（小手挂）

（3）头部三角巾包扎法。

摘去伤者眼镜和头饰，在伤口处覆盖敷料，底边折起数厘米，置于眉毛上方，将三角巾底边中点与伤者眉心相对将三角巾两端经耳朵上方向后收，在枕骨隆凸下交叉，向前在额头打结，整理带尖，头后方的三角巾经折叠后塞入枕骨隆凸下的交叉点。此法适用于头部出血的包扎（见图 3－26、3－27）。

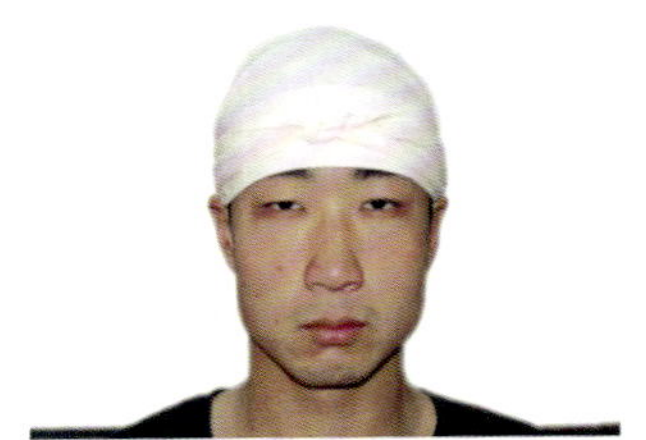

图 3－26　头部三角巾包扎法正面

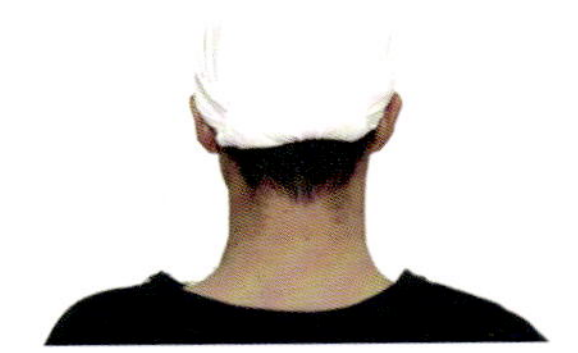

图 3－27　头部三角巾包扎法背面

（4）单眼三角巾包扎法。

三角巾折成窄带，将中上 1/3 部分斜放于伤侧眼部，将下 2/3 部份从伤侧耳下绕至头后部，经枕骨结节下方、健侧耳上至前额，压住另一端绕行，另一端与健侧眉弓向外反折，于耳上拉向枕部，两端打结（见图 3－28、3－29）。

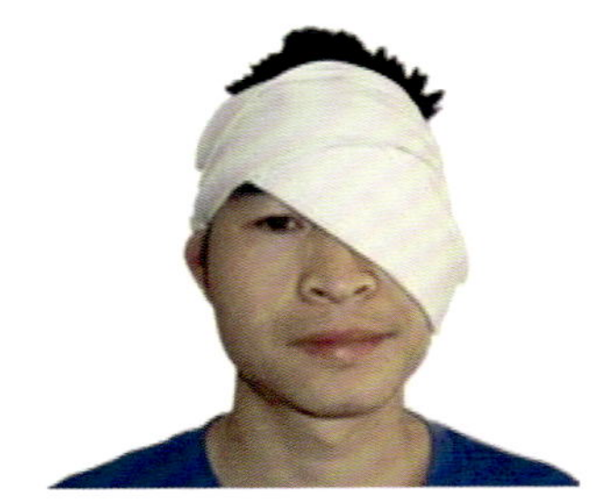

图 3－28　单眼三角巾包扎正面

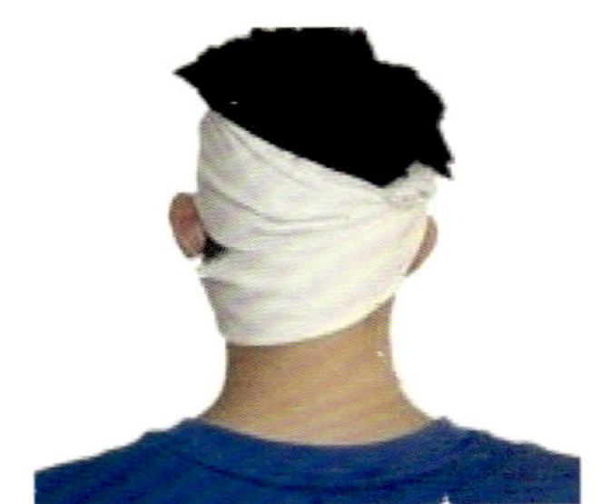

图 3－29　单眼三角巾包扎后面

（5）双眼三角巾包扎法。

三角巾折成窄带，中点放于枕骨结节下方，两端向前在耳下绕至面部，盖住双眼，在双眼中间交叉，从耳上拉向枕部打结（见图 3－30、3－31）。

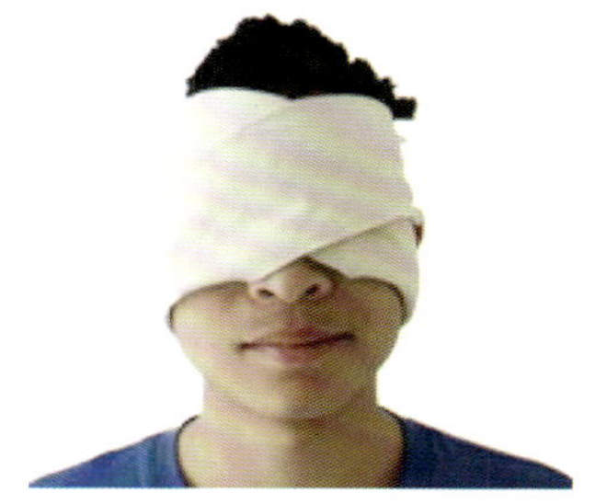

图3－30　双眼三角巾包扎正面

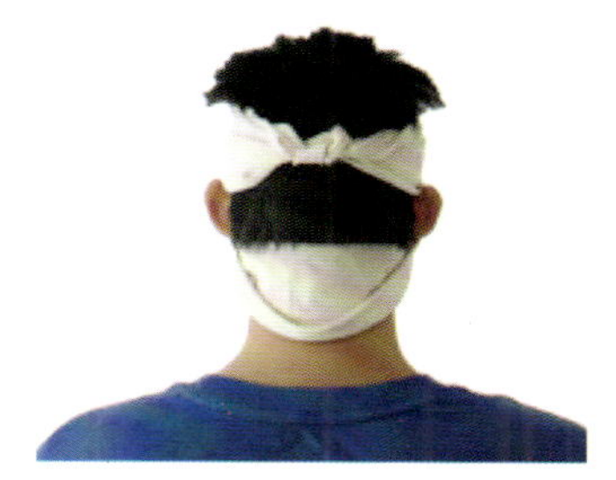

图3－31　双眼三角巾包扎后面

（6）单肩燕尾式包扎法。

将三角巾折叠成燕尾式（夹角≤90°），夹角对准颈侧面，燕尾底边两角包绕上臂上1/3，在腋前或腋后打结，再拉紧燕尾分别经胸背在对侧腋前线或腋后线打结（见图3－32、3－33）。

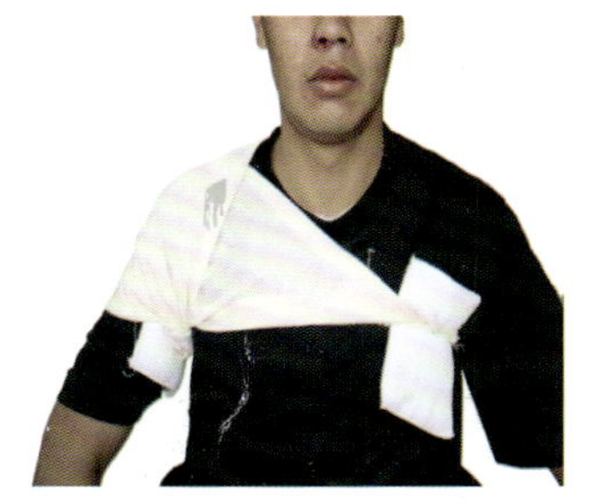

图3－32　单肩燕尾式包扎法正面

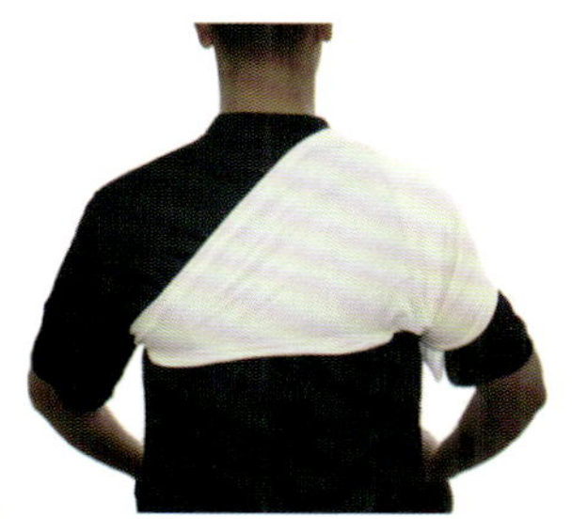

图3－33　单肩燕尾式包扎法背面

（7）胸背部三角巾包扎法。

三角巾底边向下，绕过胸部后在背部打结，其顶角放在伤侧肩上，系带穿过三角巾底边并打结固定（见图3－34、3－35）。

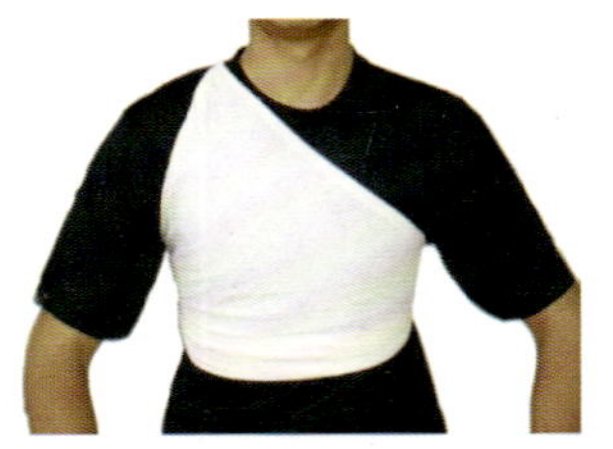

图 3－34　胸部三角巾包扎法正面

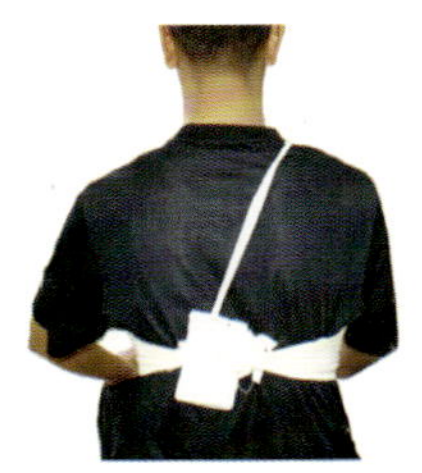

图 3－35　胸部三角巾包扎法背面

（8）手、足三角巾包扎法。

将三角巾底边向上横置于腕部或踝部，手或足放于三角巾中央，再将顶角折回盖在手背（足背）或手掌、足趾上，然后将两底角交叉压住顶角，再于腕部（踝部）缠绕一周打结（见图 3－36、3－37）。

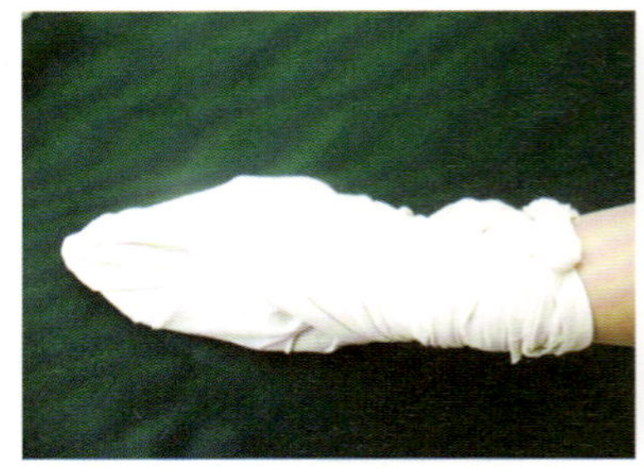

图 3－36　手部三角巾包扎法

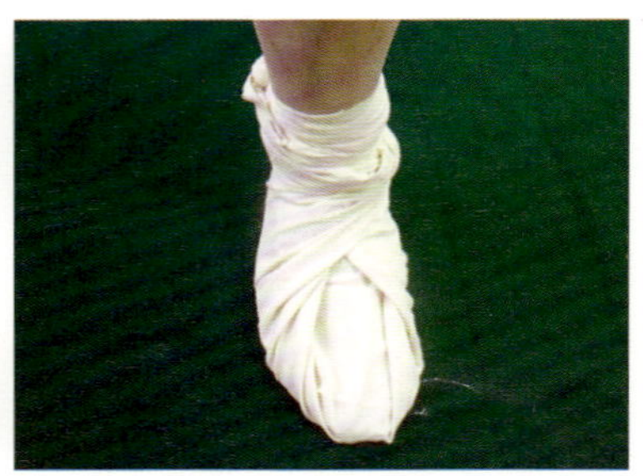

图 3－37　手、足部三角巾包扎法

（9）手掌严重出血三角巾包扎法。

让伤者握住厚敷料，将三角巾折叠成窄带，以中央部分横放在手指第一指节，将两侧窄带向掌侧面内收交叉拉向手背，在手背面交叉，再将两个角平行从第一指节拉向掌面后再次交叉，最后绕过手腕在手背打结，注意要将手全部包住。此法适用于手掌严重出血时的包扎（见图 3－38）。

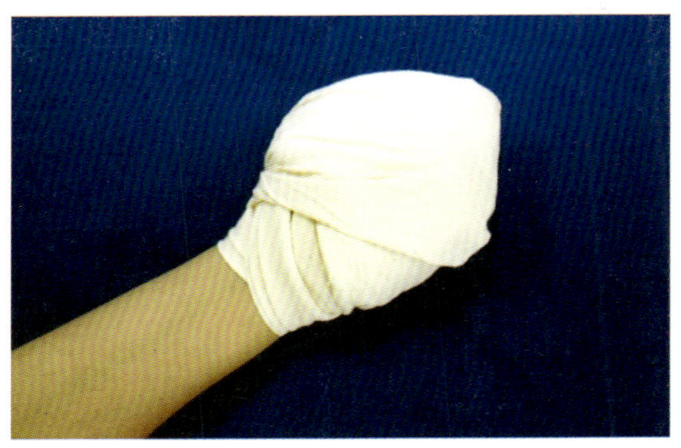

图 3－38　手掌严重出血三角巾包扎法

（三）特殊创伤的处理

1. 异物存留的伤口。

刺入体内的刀或其他异物，不能立即拔除，以免引起大出血。应使用大块敷料（也可用三角巾折叠或缠绕成圈）围绕固定异物，然后用绷带固定敷料包扎伤口。在转运伤者到医院的途中，要注意保护伤口，避免异物或敷料移动（见图 3－39）。

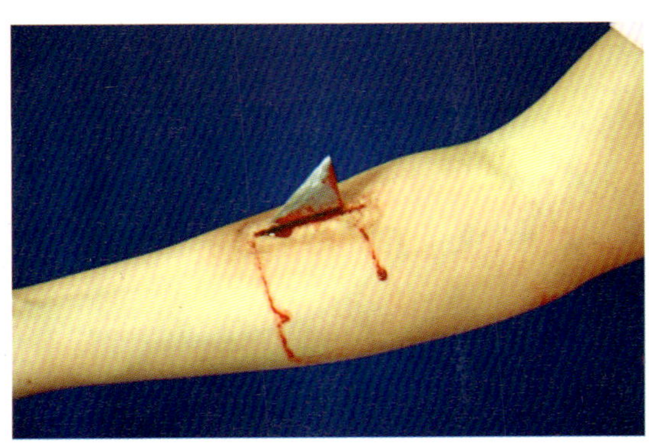

图 3－39　异物存留的伤口

2. 腹腔内脏脱出包扎。

腹部外伤有内脏脱出时，不要还纳，可用无菌生理盐水浸湿的大块无菌敷料覆盖脏器，再扣以无菌碗或无菌盆，也可以用三角巾或其他就便材料做成较为牢靠的环形圈，套住脱出的内脏，以阻止内脏继续脱出，然后再用三角巾或绷带包扎固定。注意将直接覆盖在内脏上的敷料用生理盐水浸湿，以免粘连，造成内脏进一步的损伤（见图 3 －40）。

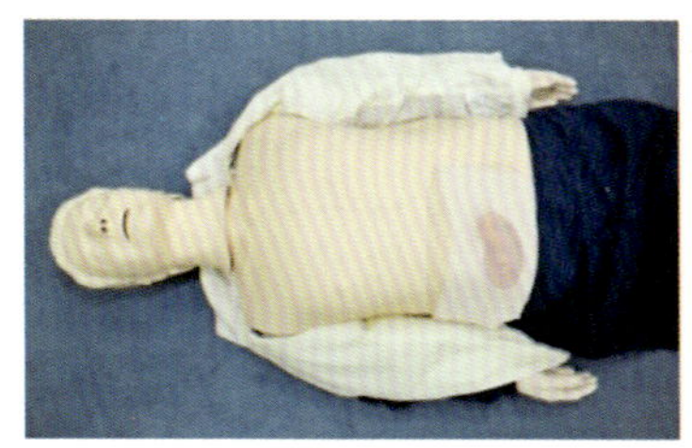

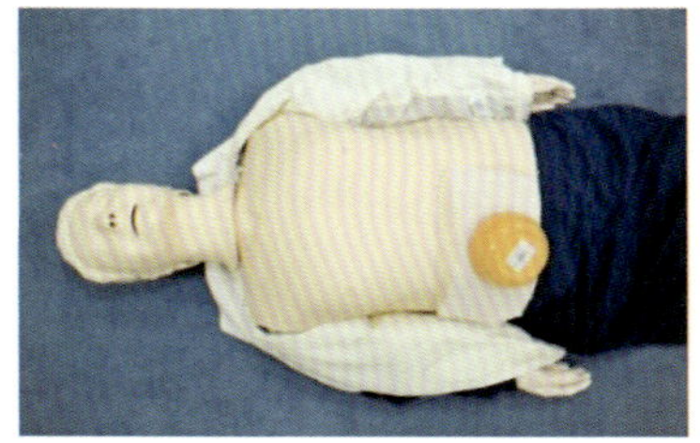

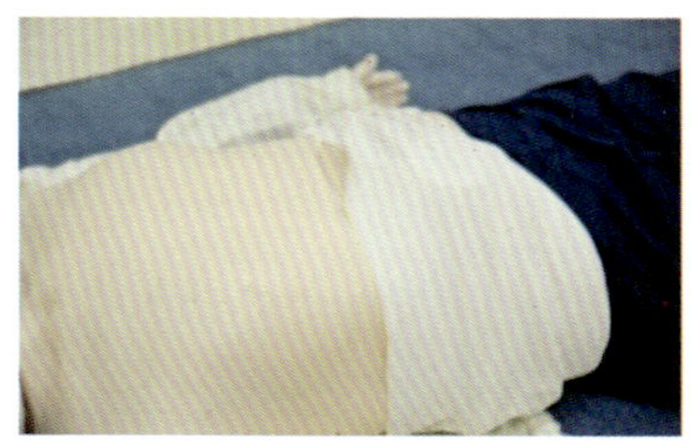

图 3 －40　**腹腔内脏脱出包扎**

3. 肢体离断伤。

严重的创伤，如车祸、机器碾压伤等可造成伤者肢体离断，伤情较重。现场救治时应首先止血，出血较多呈喷射状，可先用指压止血法紧急止血，然后上止血带，再进行包扎。出血少时，包扎肢体残端即可，包扎时可用大量的敷料覆盖肢体残端，再进行加压包扎。如果离断的肢体尚有部分组织相连，则直接包扎，并按照骨折固定法进行固定。不要随意丢弃伤者的离断肢体，以免使其丧失断肢再植的机会。将离断的肢体用多层无菌干纱布包裹，放入无漏孔的塑料袋内，扎紧袋口，若短时间内不能到达医院，将装有断肢的塑料袋放在装有冰水混合物的容器内，和患者一起尽快送至医院。注意不要让肢体直接接触冰块，更不要把肢体浸在水中。

三、固定技术

正确良好的固定能减轻骨折伤者的疼痛，减少出血，防止损伤脊髓、血管、神经等重要组织，有利于转运后的进一步治疗。

（一）常用固定材料

1. 三角巾。

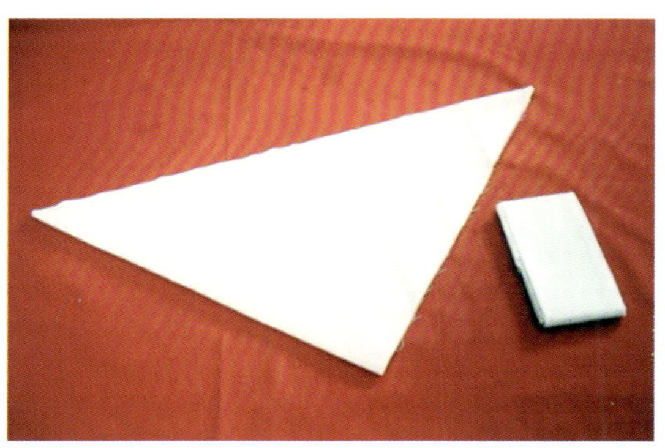

图 3－41　三角巾

2. 夹板。

（1）制式材料：木制夹板。

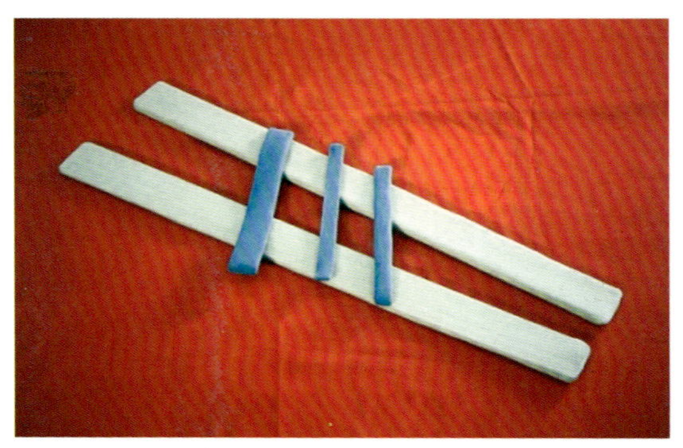

图 3－42　固定制式材料

（2）非制式就便材料：木棍、木板、竹竿、树枝、纸板、杂志、雨伞等。

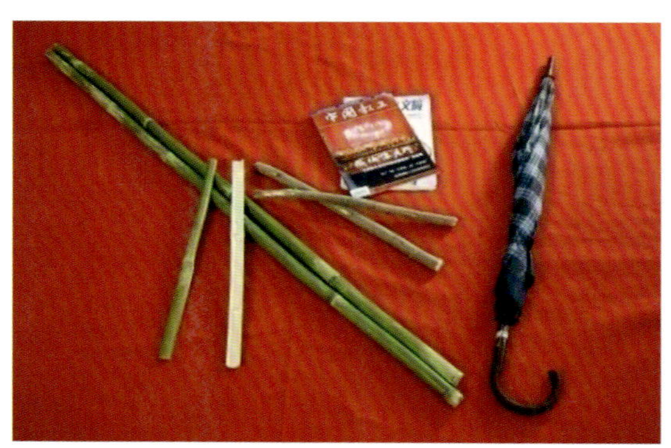

图 3－43　非制式就便固定材料

3. 脊柱骨折固定材料。

（1）制式材料：颈托、腰椎固定带、脊柱板等。

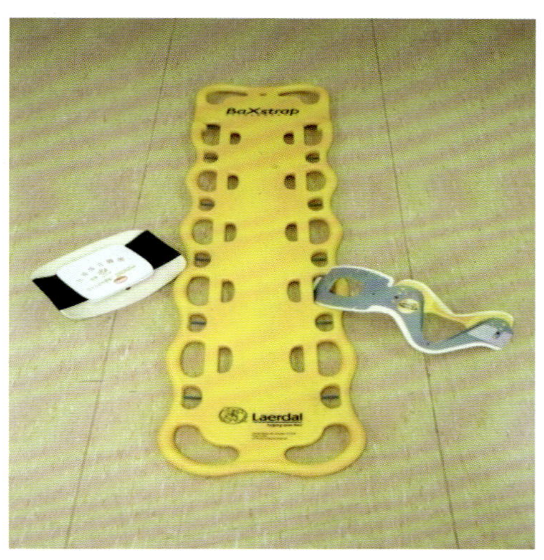

图 3－44　脊柱骨折固定制式材料

（2）就便材料：纸板、书本、木板或门板。

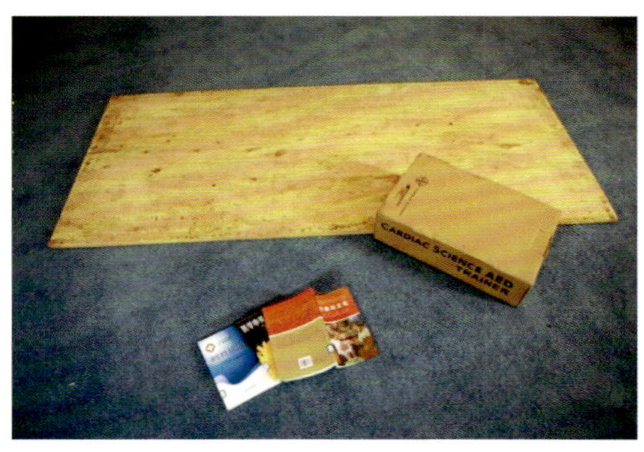

图 3－45　脊柱骨折固定就便材料

（二）固定原则

1. 首先检查伤者的意识、呼吸、脉搏，并处理严重出血。

2. 若伤者骨断端外露，不要随意拉动，更不要将其送回伤口内，应包扎伤口以免加重污染。

3. 用绷带、三角巾、夹板固定受伤部位，固定伤肢时夹板的长度应能将骨折处的上下关节一同加以固定，同时要暴露肢体末端，以便观察血液循环情况。

4. 固定好伤肢后，尽可能将伤肢抬高减少出血和肿胀。

操作要点：

①要根据现场的条件和骨折部位采取不同的固定方式。

②固定要牢固，不能过紧或过松。

③在骨折和关节处要加衬垫，防止皮肤压伤。

④现场无夹板等制式材料时，应就地取材，用树枝、木板、布条等物固定伤者，甚至可以通过将伤肢捆扎于健侧肢体上达到固定效果。

（三）固定方法

1. 锁骨骨折固定法。

在受伤一侧腋下夹住厚敷料，并用肩悬带承托伤侧手臂，用宽带将伤侧手臂连同肩悬带固定于胸前，打结于健侧胸前，并在打结处加衬垫（见图 3－46）。

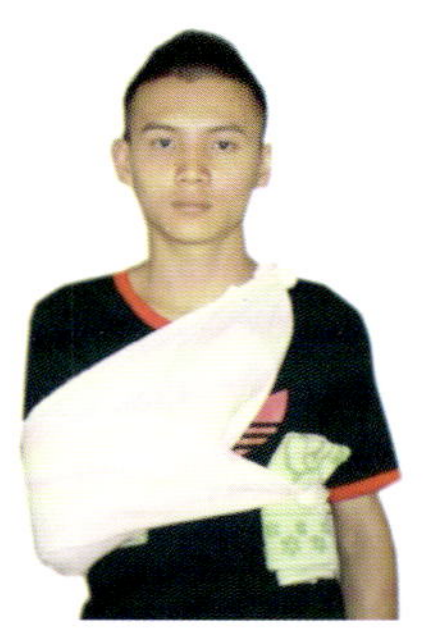

图 3－46　锁骨骨折固定法

2. 复杂性肋骨骨折固定法。

用厚敷料覆盖骨折处，并用肩悬带承托伤侧手臂，再用宽带将伤侧手臂连同肩悬带固定于胸前，打结于健侧胸前，并在打结处加衬垫，患者伤侧半卧位（见图 3－47）。

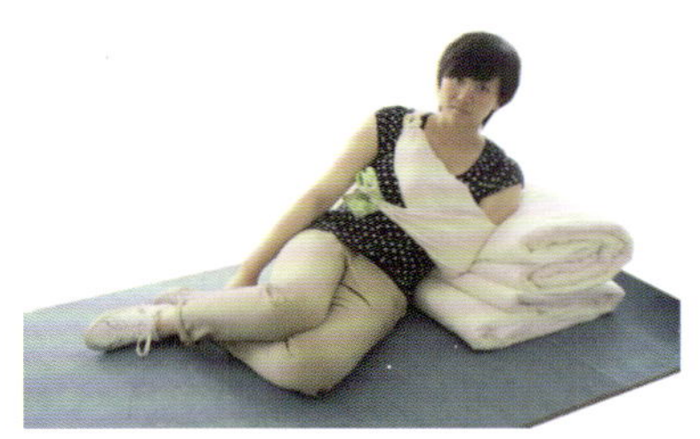

图 3－47　复杂性肋骨骨折固定法

3. 上臂骨折固定法。

伤者仰卧位，受伤肢体伸直放置于身体侧方，躯干与伤肢间放入软垫，并加软垫承托，用三条宽带将伤肢分别在手腕处和骨折部位的上、下方固定于躯干，打结于健侧，并在打结处加衬垫（见图 3－48）。

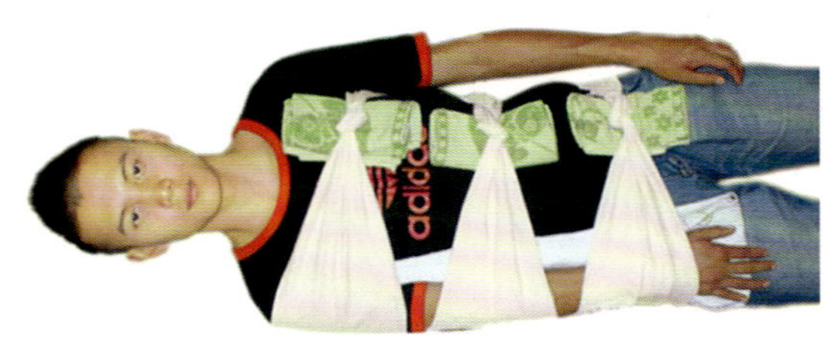

图 3－48　上臂骨折固定法

4. 前臂骨折固定法。

用软垫缠绕前臂骨折处，臂悬挂承托伤肢，用宽带从上臂绕到胸前打结，将伤肢固定于躯干，宽带不要压住骨折部位（见图 3－49）。

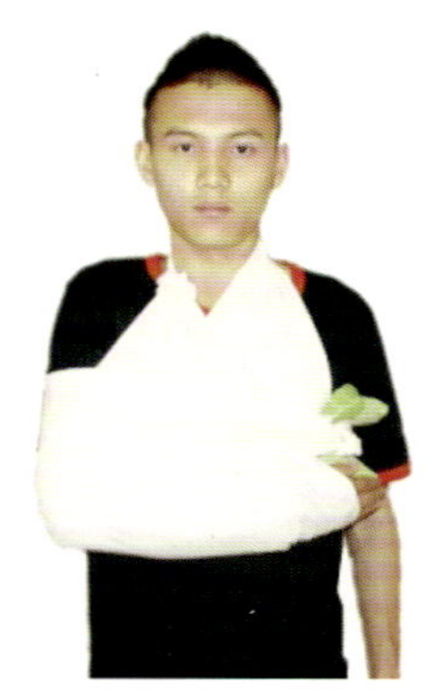

图 3－49　前臂骨折固定法

5. 骨盆骨折固定法。

伤者取仰卧位，在其两腿间放上衬垫，先用窄带以“8”字形包扎法绑紧双脚，再用宽带小心绑紧双膝，可在打结处加衬垫（见图 3－50）。

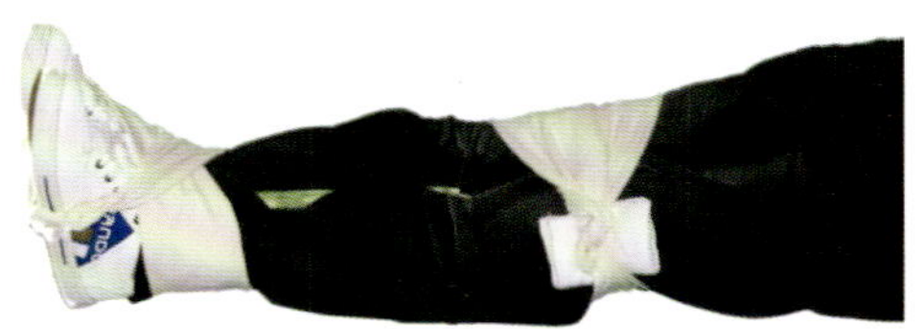

图 3－50　骨盆骨折固定法

6. 下肢骨折固定法。

夹板固定时，可使用夹板超关节固定伤肢，大腿骨折固定夹板长度应从伤侧腋下到足底，小腿骨折夹板长度应从大腿中部到足底，在两腿间或关节部位加上软垫，利用其足踝、膝关节、腰等生理空隙穿过三角巾进行固定。

三角巾固定时，用健侧肢体作为支撑，两腿间加上软垫，牵引伤肢，健侧肢体向伤肢靠拢。利用踝关节、膝关节的生理空隙穿过三角巾，分别在足踝、膝关节和骨折上下端固定打结。注意动作轻柔，打结在健侧（见图 3－51、3－52）。

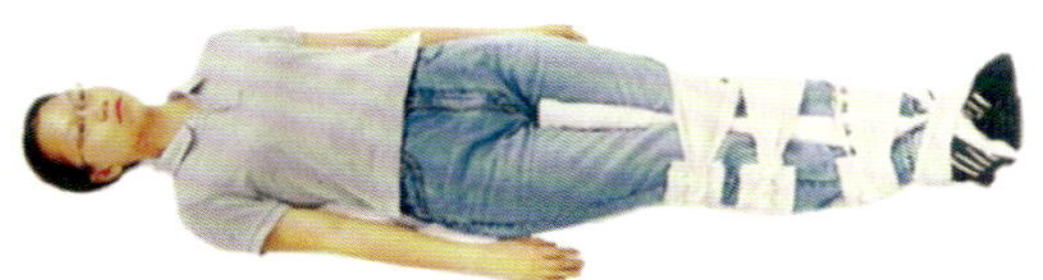

图 3－51　小腿骨折固定法

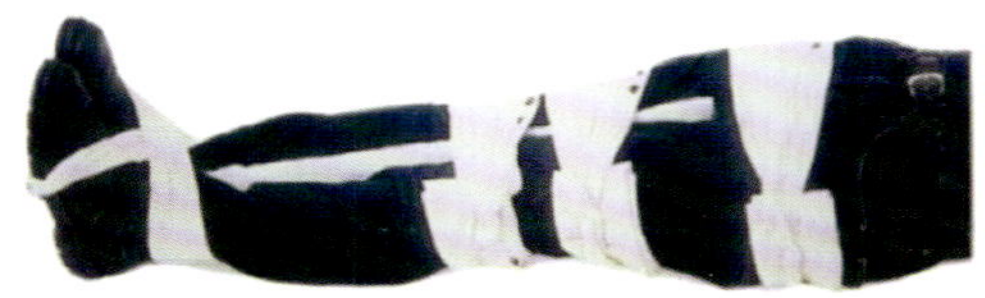

图 3－52　大腿骨折固定法

7. 颈椎、腰椎损伤固定法。

（1）初步判断伤情，固定伤者头颈部（见图3－53）。

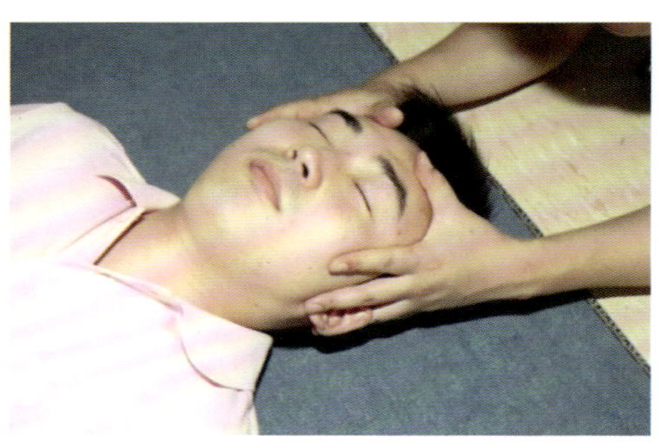

图3－53 手法固定头部

（2）上颈托：①测量颈部长度，在放置颈托前测量伤者颈部长度，用拇指与食指分开成直角，四指并拢，拇指置于下颌正中，食指置于下颌下缘，测量下颌至斜方肌尖端的距离。②调整颈托，塑型。③放置颈托时先放置颈后，再放置颈前，保证位置居中，扣上搭扣，松紧度适中（见图3－54、3－55、3－56）。

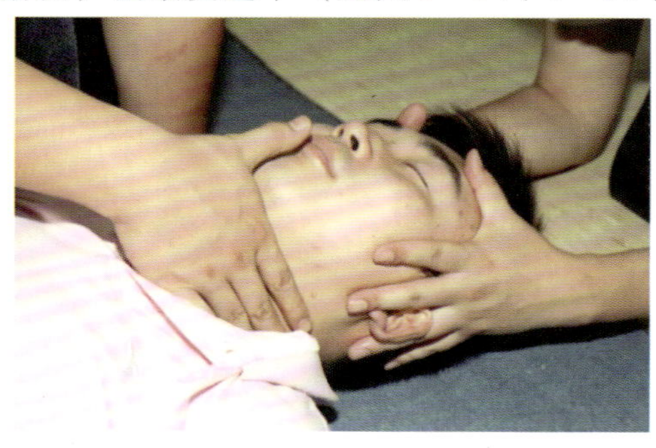

图3－54 测量伤者颈部长度

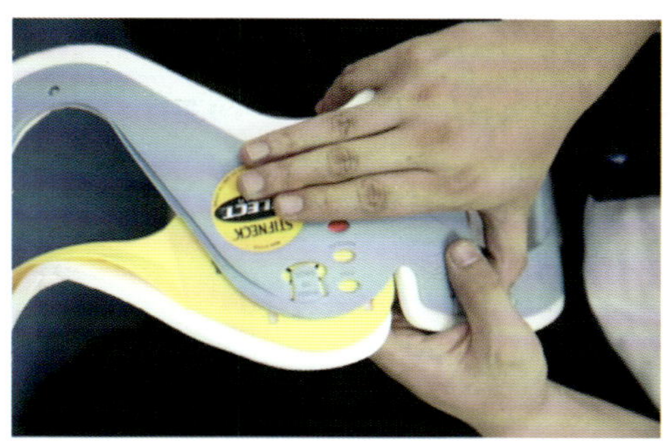

图 3－55　调整颈托长度

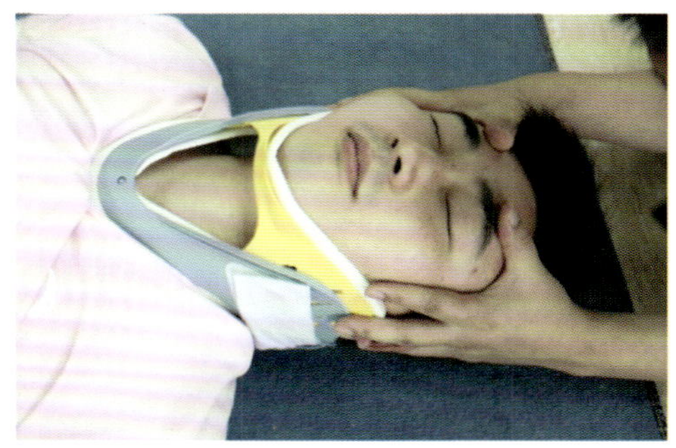

图 3－56　固定颈托

（3）检查腰椎，确定腰椎压痛位置，使用腰椎固定带固定腰部（见图 3－57、3－58）。

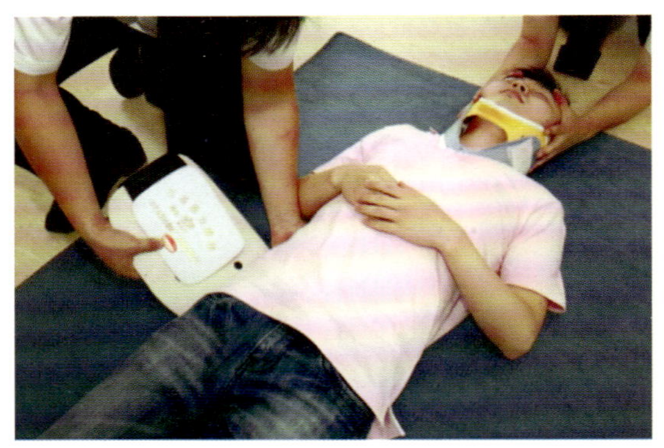

图 3－57　放置腰椎固定带

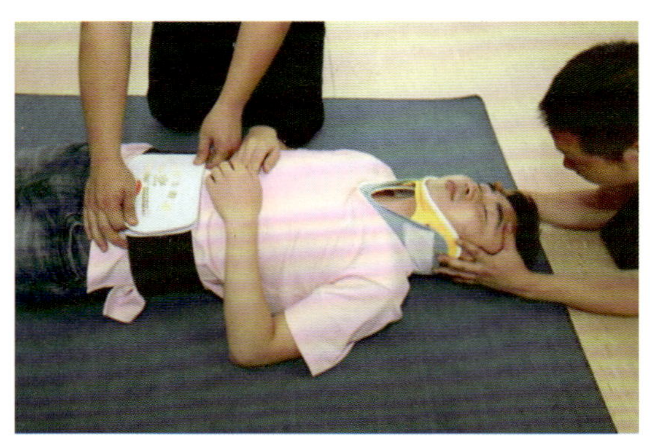

图 3－58　固定腰部

（4）移动伤者，作轴向将伤者移动到长脊板或硬板上，搬动动作统一协调，防止头颈部转动和脊柱弯曲（见图 3－59）。

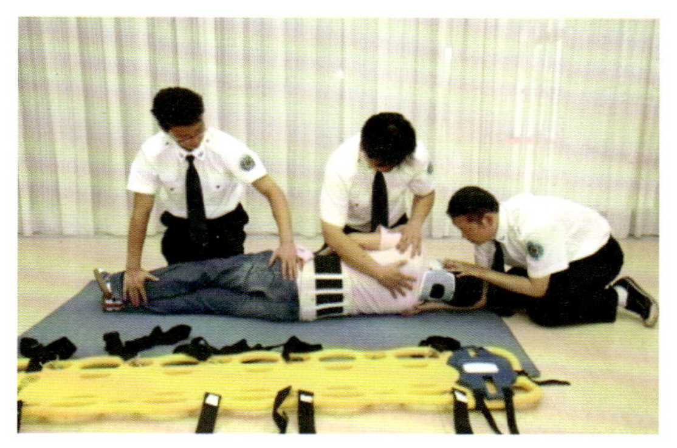

图 3－59 轴向移动伤者并检查背部

（5）固定伤者，伤者躯体和四肢固定在长脊板上，按从头到脚顺序固定，头部固定器固定头部，胸部固定带交叉固定，髋部、膝部固定带横行固定，踝关节固定带绕过足底“8”字形固定（见图 3－60、3－61）。

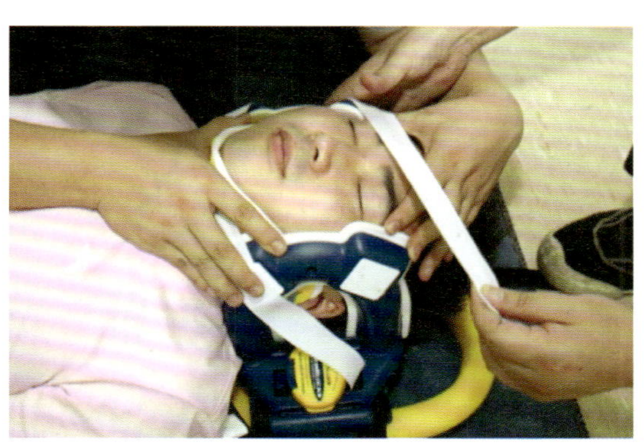

图 3－60 头部固定器固定头部

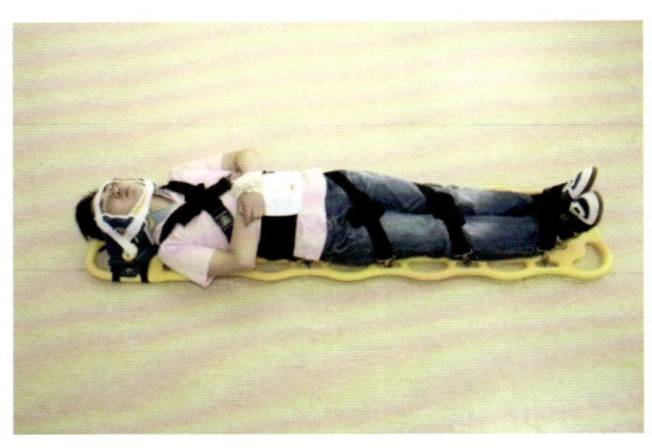

图 3－61　颈椎、腰椎损伤固定完成

四、搬运技术

搬运是现场救护的重要手段之一，也是患者能否安全到达医院而获得全面救治的重要途径。正确的搬运能减少伤者的痛苦，挽救生命，而错误的搬运方法则可能造成更大的损伤，甚至付出生命的代价。

（一）搬运的原则

1. 迅速评估现场安全，检查伤者的伤情。

2. 现场处理外伤时，应先止血、包扎、固定后再搬运。

3. 搬运伤者时的体位要适宜，不要无目的地移动伤者。

4. 搬运时保持伤者脊柱和肢体在一条直线上，防止损伤加重，动作要轻巧、平稳、迅速，注意伤情变化，并及时处理。

操作要点：

①现场紧急处理后，要根据伤者的伤情轻重和特点分别采取搀扶、背运、双人搬运等措施。

②怀疑伤者有脊柱、骨盆及双下肢骨折时，不要让伤者试行

站立；怀疑有脊柱骨折的伤者，禁忌用一人抬肩，一人抬腿的方法；怀疑有肋骨骨折的伤者不能采取背运的方法。

③伤势较重，伴有昏迷、内脏损伤、脊柱骨折、骨盆骨折、双下肢骨折的伤者应采取担架搬运方式，现场如无担架，可制作简易担架。

（二）徒手搬运方法

1. 单人搬运。

（1）扶行法。

施救者位于伤者一侧，将伤者同侧手臂抬起，置于施救者颈部，且施救者用一手握住伤者手腕，另一手握持伤者腰部（可以抓住皮带），伤者身体倾斜，略靠在施救者身上。此法适用于伤势轻微并能行走的清醒伤者（见图 3－62）。

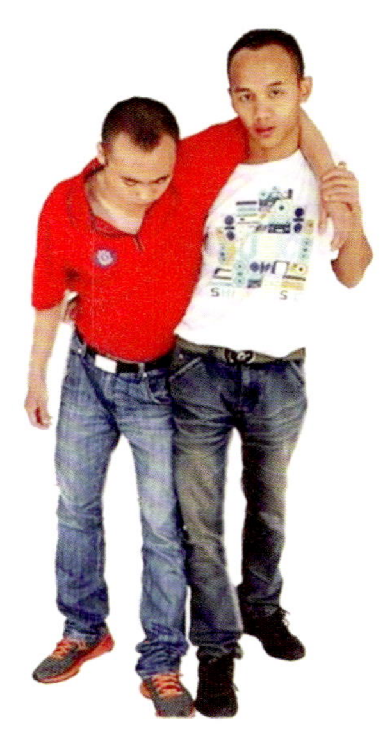

图 3－62　扶行法

（2）抱持法。

施救者在伤者身旁蹲下，一只手臂从伤者腋下绕过其肩背，环抱躯体，另一只手臂抱紧伤者双腿，然后抬起。此法适用于儿童或身材娇小的女性伤者（见图 3－63）。

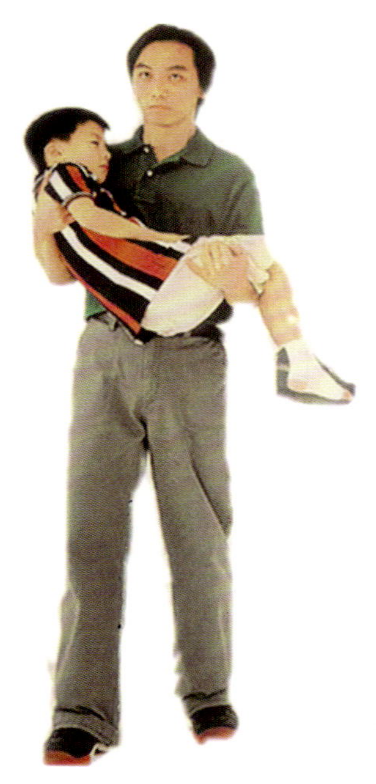

图 3－63　抱持法

（3）背负法。

施救者背向伤者蹲下，伤者用双臂环绕于施救者胸前，并扣紧双手腕，施救者双手绕过伤者大腿，并抓紧自己的皮带，然后慢慢站起来。此法适用于伤势较轻，但不能行走的清醒伤者（见图 3－64）。

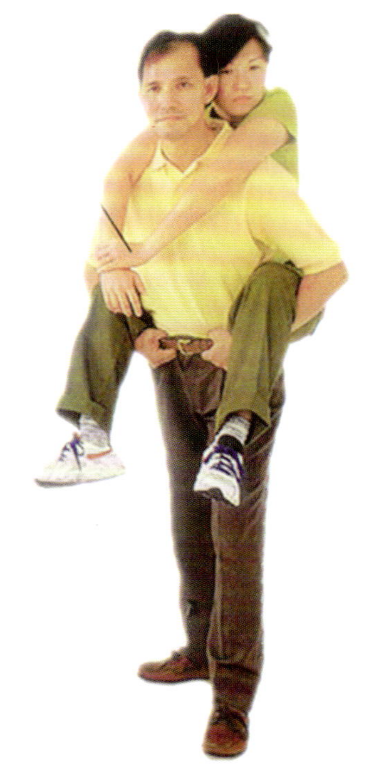

图 3－64　**背负法**

（4）拖运法。

施救者位于伤者背后，将伤者手臂横放于胸前，施救者的双臂置于伤者的腋下，双手抓紧伤者手臂，缓慢向后拖行。

还可用被子、毛毯或床单拖运，将伤者置于被子上，用被子包裹伤者身体，头部一侧被子两角分别绕过伤者对侧腋下，施救者抓住伤者头部一侧的被子并适当抬高，进行拖行搬运。此法适用于现场环境危险，须紧急将伤者转移到安全区域时（见图 3－65、3－66）。

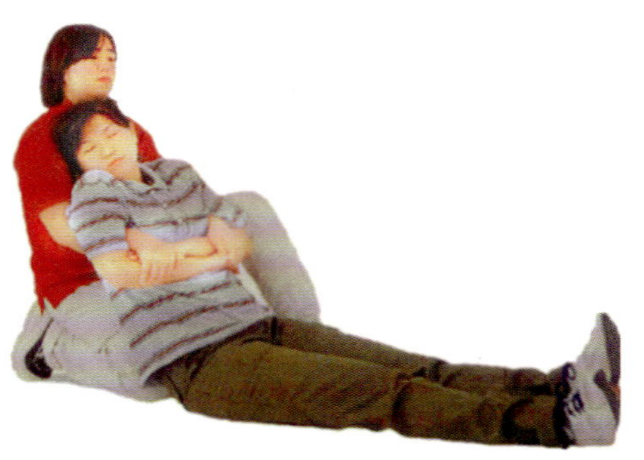

图 3－65　徒手拖运法

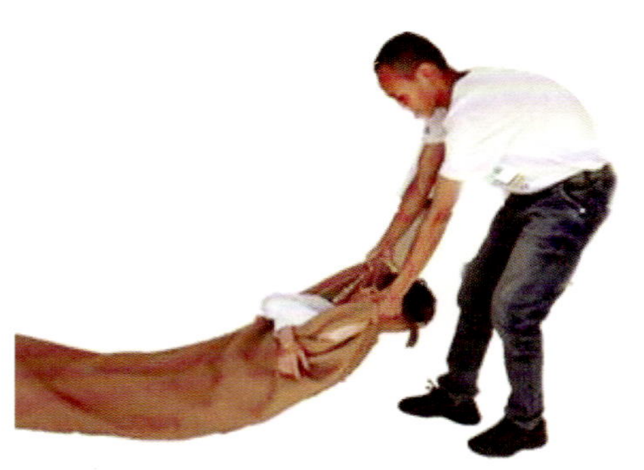

图 3－66　毛毯拖运法

2. 双人搬运。

（1）前后扶持法（拉车式）。

需两人操作，一人在伤者背后蹲下，双手穿过伤者腋下，另一人在伤者腿部蹲下，双手绕过伤者腘窝，两人同时慢慢站起前进。此法适用于伤势较轻但无法行走的伤者，脊柱受伤、手臂或肩部受伤者不宜采用此法（见图 3－67）。

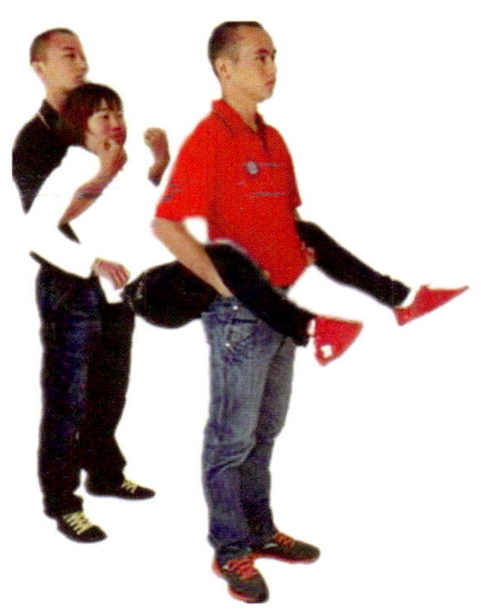

图 3－67　前后扶持法（拉车式）

（2）椅托式。

两名施救者面对面蹲于伤者背后，各以一只手伸到伤者大腿下互相紧握，另一只手彼此交替，支撑伤者背部，站立后搬运（见图 3－68、3－69）。

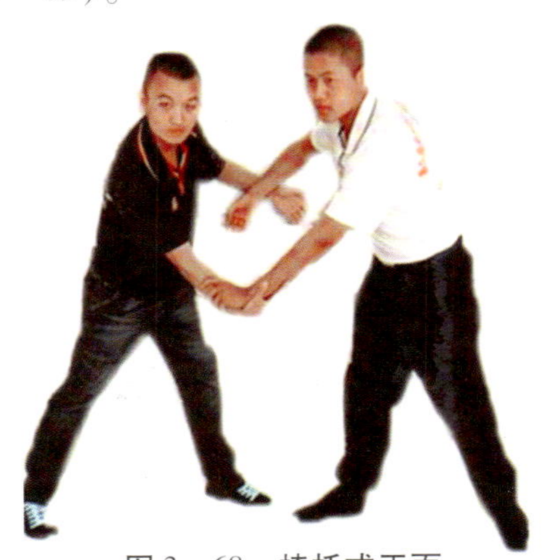

图 3－68　椅托式正面

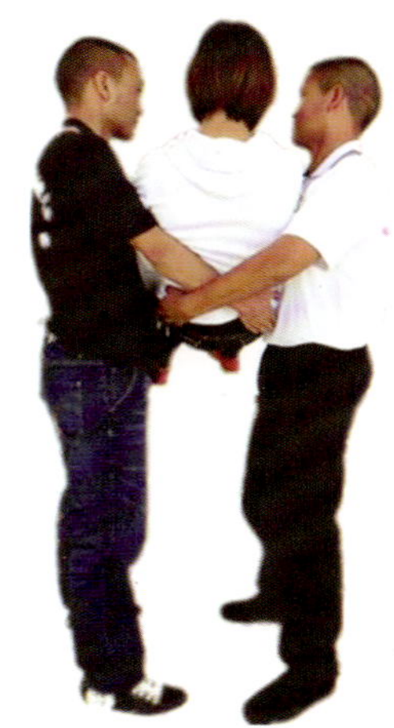

图3－69　椅托式背面

（3）四手座。

两名施救者各以右手握紧左手腕，然后用左手握紧对方的右手腕，构成四手座。伤者两手环绕两人的颈肩部，坐在四手座上，施救者慢慢站起搬运。此法适用于伤势较轻，神志清醒但不能行走者（见图3－70、3－71）。

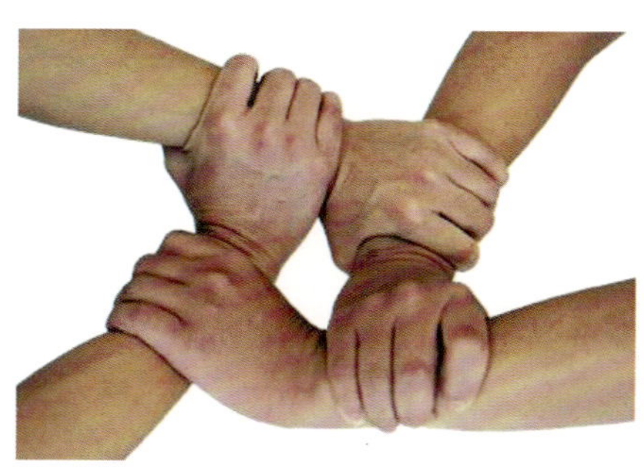

图3－70　四手座手法

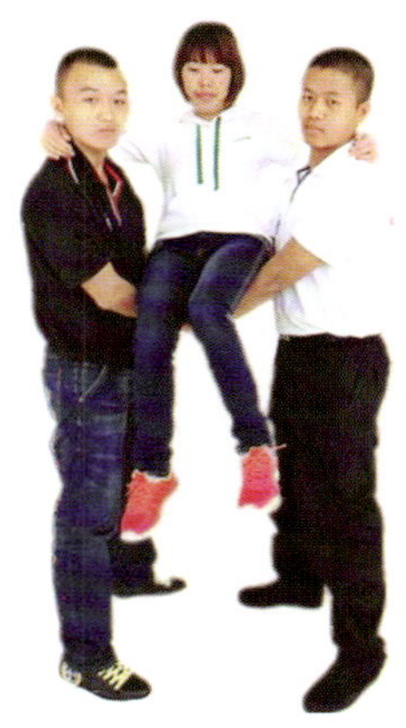

图 3－71　**四手座正面**

（4）平抱和平抬法。

两名施救者并排将伤者平抱，也可两人一前一后、一左一右将伤者平抬。此法适用于昏迷或重症伤者的搬运，平抱和平抬法仅在施救人员人手不够时使用（见图 3－72、3－73）。

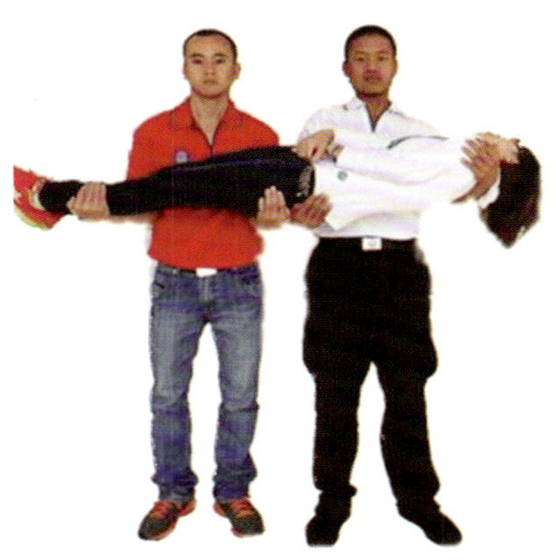

图 3－72　**并排平抱和平抬法**

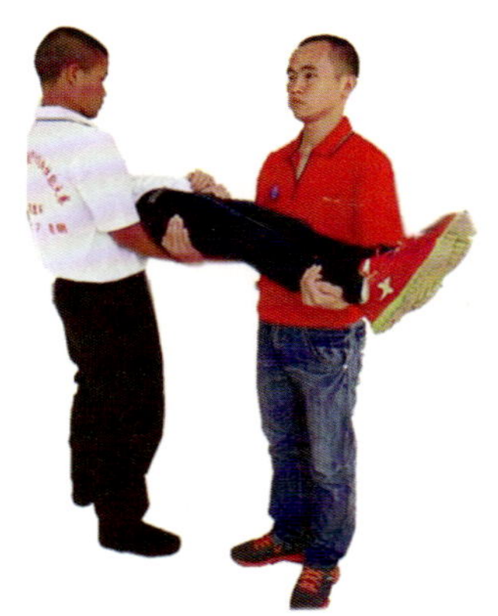

图 3－73　左右平抱和平抬法

3. 三人搬运。

三人双手分别平托伤者肩背部、腰臀部和腿部，使伤者身体呈一条直线，平稳搬运伤者（见图 3－74）。

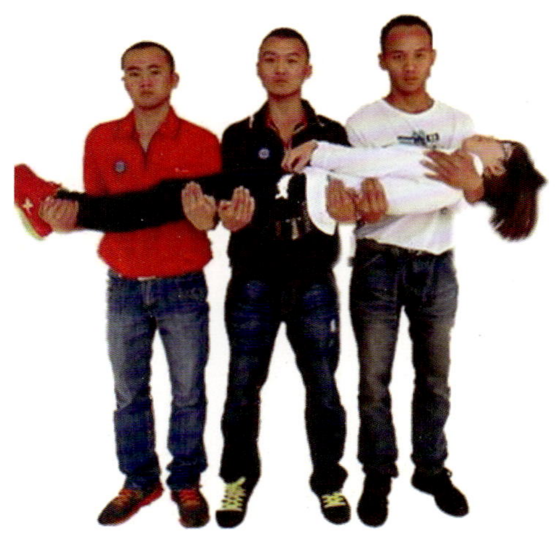

图 3－74　三人搬运

4. 四人搬运。

一人在伤者头部，双手抱于头部两侧轴向牵引颈部，另三人双手托住伤者肩背部、腰臀部和腿部，保持脊柱为一条直线，平稳搬运伤者。四人搬运适用于怀疑脊柱骨折的伤者（见图3－75）。

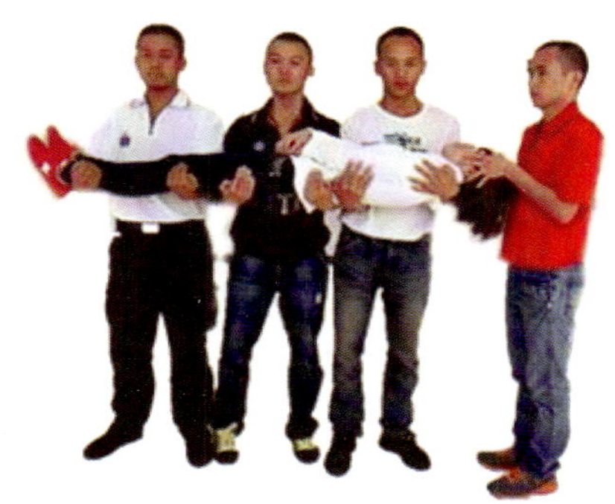

图3－75　四人搬运

（三）担架搬运方法

搬运要点：

①病人固定于担架上。

②病人头部向后，足部向前，以便后面抬担架的施救者观察伤者情况。

③抬担架者的脚步和行动应一致。

④向高处抬时，前面的人要将担架放低，后面的人要抬高，使病人保持水平状态，向低处抬时则相反。

⑤一般情况下伤者多采用平卧位，昏迷时头部应偏向一侧，防止呕吐物误吸入肺。

1. 软担架搬运。

将平卧的伤者轻轻侧转身体，同时把软担架平铺于伤者身体下方，放平伤者，调整好软担架的位置并固定好伤者即可搬运。

无软担架时，也可用牢固的毛毯、棉被等代替。此法适用于无明显骨折，尤其是无脊柱骨折，但伤势严重的伤者（见图3－76）。

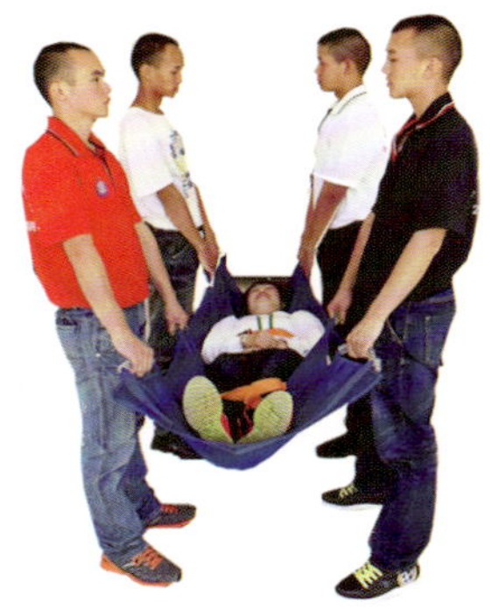

图3－76　制式软担架搬运

2. 硬担架搬运。

可按照三人或四人搬运的方法将伤者轻轻移上担架，并做好固定后搬运。通常使用医用担架，在紧急情况时也可在现场就地取材，用木板等物制作简易担架（见图3－77）。

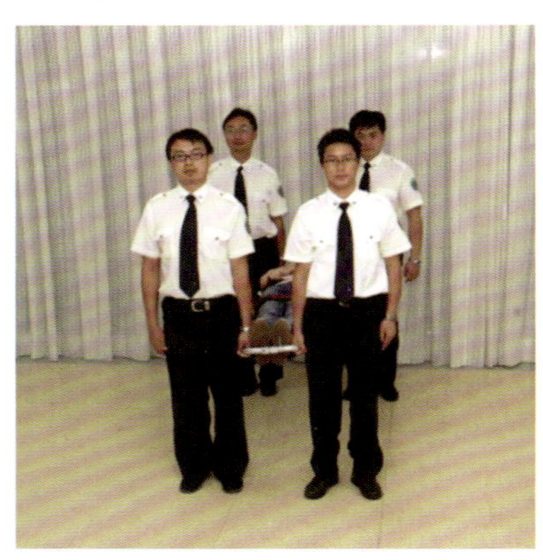

图3－77　硬担架搬运

3. 脊柱损伤的搬运。

最好使用铲式担架或脊柱板搬运，怀疑颈椎骨折的伤者还需进行颈部的固定后才能转移，如使用颈托，无头部固定器时，颈部两侧可用沙袋或衣物固定。伤者全身可用固定带固定于担架上后搬运。

第四课　哽　塞

异物进入呼吸道，使气道受阻、气道肌肉痉挛，呼吸不畅称哽塞。

一、症状表现

轻度气道梗阻，气体交换无明显影响，患者能够用力咳嗽，咳嗽时可能有哮鸣音。重度气道梗阻，气体交换不良或无气体交换，不能咳嗽、不能说话、不能呼吸或吸气时出现尖锐的噪音、脸部充血至发紫，甚至意识消失、昏迷。患者用拇指和手指抓住自己的颈部常常是窒息的普遍表现。

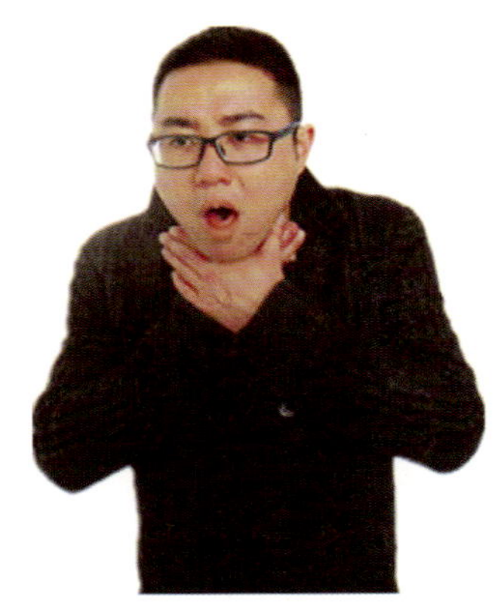

图4－1　窒息的普遍表现

二、处理方法

一般采用哈姆立克法（Heimlich Maneuver）解除哽塞。

（一）一岁以上患者哽塞的处理方法

1. 轻度呼吸道梗阻，鼓励患者用力咳嗽。或上腹倾压椅背，病人将上腹部迅速倾压于椅背、铁杆和其他硬物上，然后作快速向前向上倾压，注意避免剑突损伤（见图4－2）。

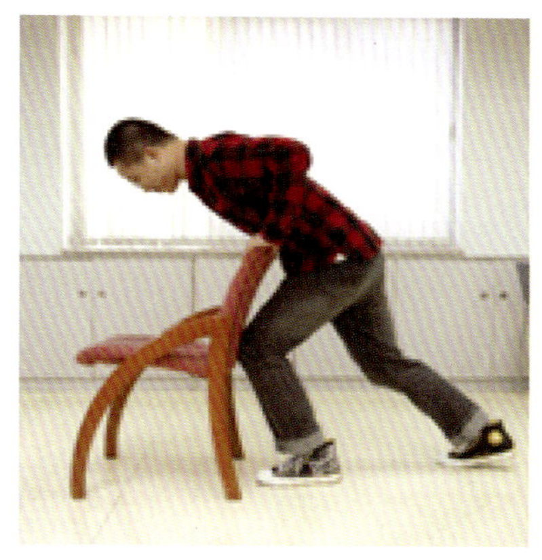

图4－2

2. 重度呼吸道梗阻，询问患者是否哽塞，首先施救者站在患者身后，两腿成弓箭步，前脚置于患者双脚间；或者施救者在患者身后单腿跪地，将跪地的膝关节置于患者双腿间。然后，施救者两手臂环绕患者腰部，一手握拳，拳头的拇指侧对准患者肚脐与剑突之间的位置（注意勿伤及剑突），另一手置于拳头下方并握紧拳头，快速向上、向后反复快速冲击腹部，直到把异物从气道内排出，或者患者没有反应（见图4－3、4－4）。

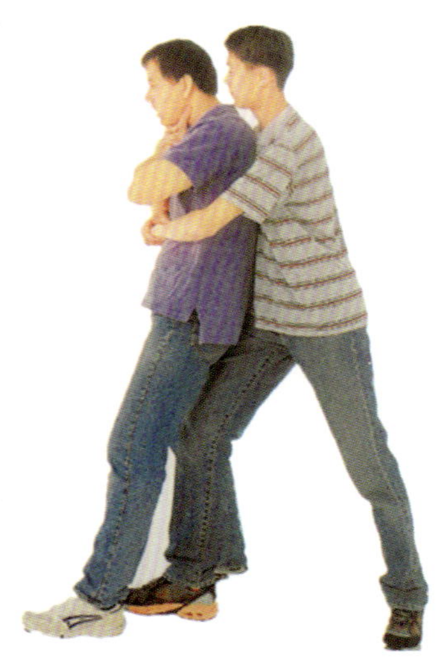

图 4－3　站在患者身后解除哽阻

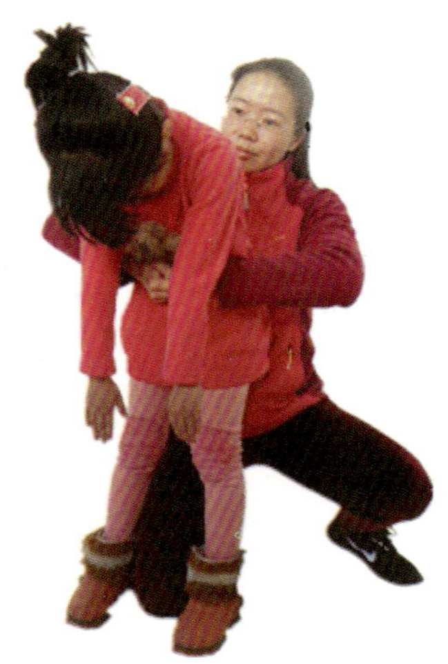

图 4－4　跪姿解除哽塞

如果患者没有反应，并确认心跳、呼吸停止，应立即拨打"120"急救电话，让患者仰卧于地上，对其进行心肺复苏。在心肺复苏过程中，每次进行人工呼吸时注意检查口腔有无异物，如果看到容易去除的异物，用手指将其去除。

对于肥胖或怀孕的患者，不能用以上方法，而应实施胸部快速按压。

（二）婴儿哽塞的处理方法

施救者跪下或坐下，可脱去婴儿的衣服，使婴儿的面部向下，骑跨在施救者的前臂上，并将前臂放在大腿上，使婴儿头部略低于胸部。拇指和四指分开，置于婴儿颧骨下固定头部和下颌，注意勿压迫婴儿的口鼻和喉部软组织。用一手掌根部在婴儿肩胛间区用力拍背5次。如果异物不能排除，将一只手臂置于婴儿背部，用手掌托住婴儿枕部，将婴儿挟在两臂之间，小心托住婴儿的头部和颈部，同时将婴儿全身翻转过来，使其面部朝上，将固定头枕部手的前臂置大腿上，保持头低于躯干。用中指和食指或中指和无名指在胸骨下半部以每秒1次的速率快速按压5次，重复5次拍背、5次按压，直到异物清除或婴儿变得无反应为止（见图4－5）。

如果婴儿变得无反应，应停止拍背，将婴儿置于坚硬平坦的表面，取仰卧位，确认心跳、呼吸停止应立即进行心肺复苏，并拨打"120"急救电话，请救医疗支援。在心肺复苏的过程中，每次进行人工呼吸时应注意检查口腔有无异物，如果看到容易去除的异物，用手指将其去除。

注意：对婴儿哽塞，切勿盲目地用手指清除不容易清除的口中的异物，因为这样可能将异物推入气道，造成进一步的梗阻或损伤。

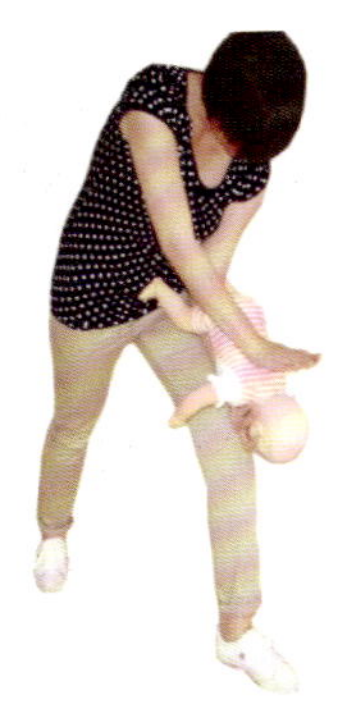

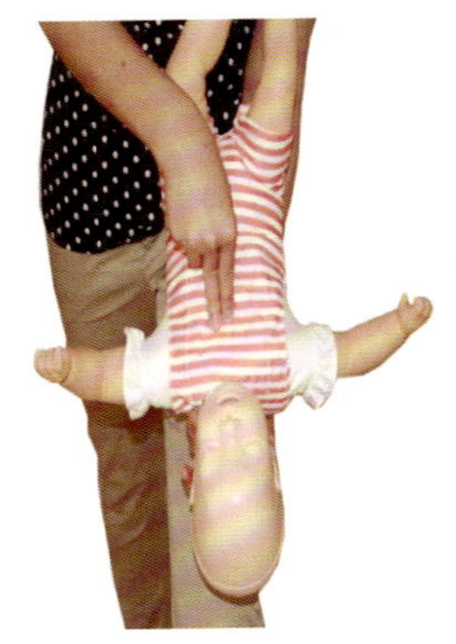

拍背　　　　胸部快速按压

图4－5　解除婴儿窒息